Bettina Schlömer

Babymassage

Das Wohlfühl-Praxisbuch

Bassermann

5 **Babymassage – für Ihr Kind und Sie**

5 **Ein Wort an die Eltern**

6 **Warum gerade Babymassage?**

7 **Woher kommt die Babymassage?**

7 **Eine Stunde für Sie und Ihr Baby**

8 **Was Sie sonst noch benötigen**

8 **Das richtige Öl**

9 **Wenn Ihr Baby schon Geschwister hat**

11 **Was Sie vorher wissen sollten**

11 **Wann kann man mit der Massage beginnen?**

11 **Die richtige Zeit für die Massage**

11 **Wie oft kann massiert werden?**

12 **Wie lang sollte die Massage dauern?**

12 **Wie lang kann man massieren?**

12 **Wann sollte nicht massiert werden?**

13 **Massieren bei Neurodermitis**

13 **Kann man etwas falsch machen?**

13 **Wenn das Baby schreit während der Massage**

17 **Babymassage – das Programm**

17 **Nun kann es losgehen**

18 **Brust- und Bauchmassage**

19 Das »Öffnen« der Brust mit den Daumen

20 Das »Öffnen« der Brust mit den Handflächen

21 Die Sonne auf den Bauch malen

22 Um den Bauchnabel herum spazieren gehen

23 Das Wasserrad

24 Der Schmetterling

25 Das Ausstreichen des Unterbauches

26 **Bein- und Fußmassage**

27 Das »Melken« des Beines

28 Das »Auswringen«des Beines

29 Das Ausstreichen des Beines

30 Das Ausklopfen des Beines

31 Fuß mit dem Daumen ausstreichen

32 Zehen ausstreichen

33 Fuß mit der Handfläche ausstreichen

34 **Arm- und Handmassage**

35 Das »Melken« des Armes

36 Das »Auswringen« des Armes

37 Das Ausstreichen des Armes

38 Das Ausklopfen des Armes

39 Das Aufstreichen der Hände

40 Finger ausstreichen

41 Handfläche an Handfläche

42 **Rückenmassage**
43 Das Wasserrad
44 Das »Kämmen« des Rückens
45 Die Pobacken lockern
46 In Querrichtung massieren
47 Diagonales Streichen
48 Das Ausstreichen der Rückseite

49 **Kopf – und Gesichtsmassage**
50 Das Ausstreichen des Kopfes
51 Stirn ausstreichen
52 An der Nase herabstreichen
53 Ein Lächeln zaubern
54 Das Kinn kneten
55 Über den Kopf zum Kinn

56 **Die Babymassage auf einen Blick**

61 **Bewegung, Lieder, Spiele**

61 **Yogaähnliche Übungen**
62 Arme
63 Beine
64 Arme und Beine
65 Fuß und Mund
66 Hand und Kopf

67 **Lieder, Verse, Spiele**
68 Zehn kleine Finger
69 Wie das Fähnchen ...
69 Backe, backe Kuchen
70 Strampelvers
71 Zeigt her Eure Füße
71 Krabbelspiel

73 **Probleme im Alltag mit dem Baby**

73 **Wenn der Bauch wehtut**

75 **Eine Fußmassage gegen Bauchschmerzen**

77 **Hilfe beim Zahnen**

78 **Schnupfen ärgert Babys sehr**

79 **Unser Baby schläft zu wenig**

80 **Ein paar Worte zum Tragen**

82 **Wenn das Baby wenig trinkt**

83 **Eine Massage, die Appetit macht und die Abwehrkräfte stärkt**

85 **Das Liegen auf dem Bauch**

89 **Hilfe – mein Kind hat Schreiattacken**

91 **Anhang**

91 **Buchtipps**

92 **Adressen, die weiterhelfen**

93 **Register**

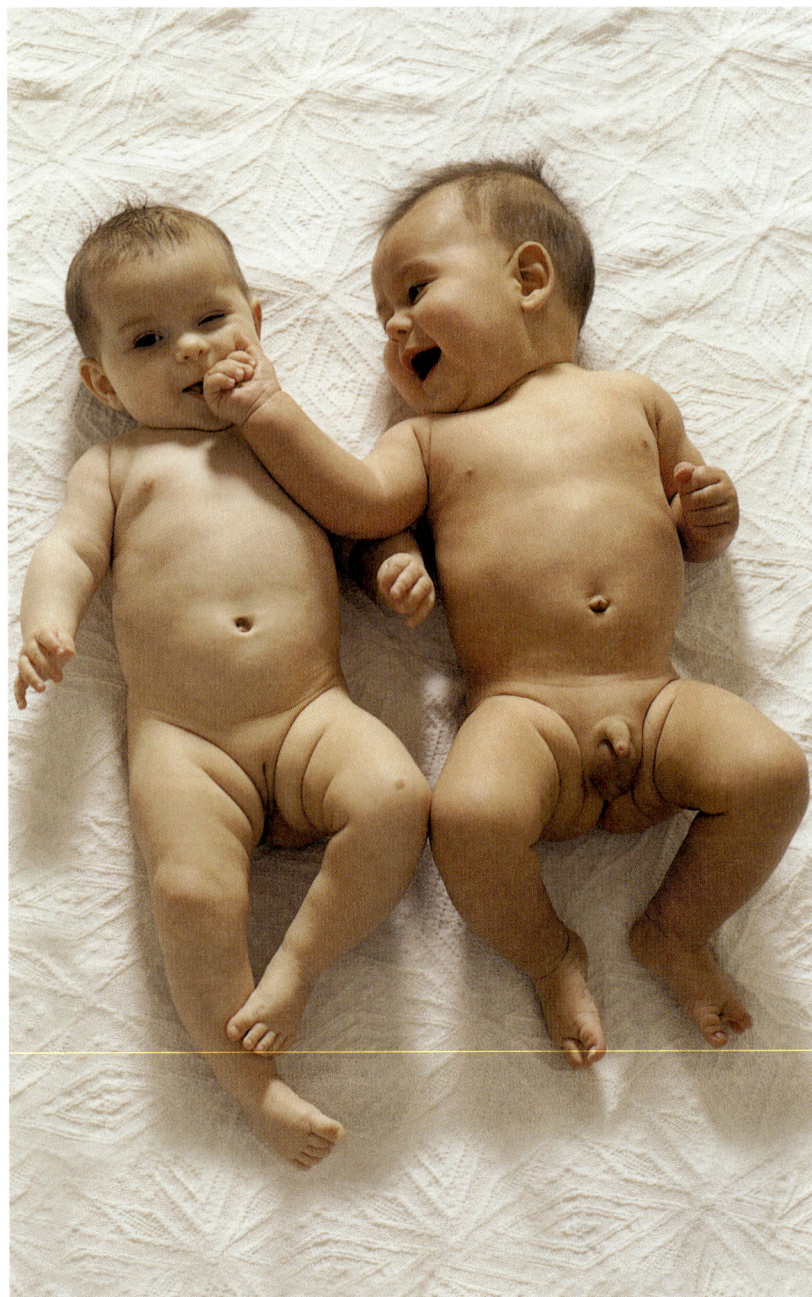

Babymassage – für Ihr Kind und Sie

Ein Wort an die Eltern

Von den vielen Gründen, sich mit Babymassage zu beschäftigen, ist Ihr Kind der wichtigste. Babymassage ist ein Weg, auf dem Sie beide, Ihr Baby und Sie, sich näher kommen können. Für Ihr Kind ist es wichtig, nach der Geburt Nähe zu spüren und Sicherheit zu erfahren in einer neuen, fremden Welt. Diese Nähe können Sie ihm durch Berührung, durch Hautkontakt, durch Streicheln und Zärtlichkeit geben. Gleichzeitig lernen Sie Ihr Baby kennen und immer besser verstehen, denn die wechselseitigen Berührungen sind die Sprache, mit der Ihr Kind sich mit Ihnen bekannt macht.

Viele Eltern lernen die Babymassage in Kursen gemeinsam mit anderen, oft fehlt dafür aber die Zeit oder die Gelegenheit. Wenn Sie sich mit den Übungen der Babymassage vertraut gemacht haben, können Sie mühelos Ihr Baby zu Hause massieren. Und Sie werden bald feststellen, wie viel Vergnügen Sie und Ihr Kind bei dieser Beschäftigung haben.

Gleichzeitig werden Sie erfahren, wie positiv sich die Babymassage auf die Gesundheit Ihres Kindes auswirkt. Jede der Massageübungen hat auch einen therapeutischen Aspekt – und je regelmäßiger Sie massieren, desto größer ist der Gewinn für Ihr Kind. Außerdem finden Sie in diesem Buch noch viele Tipps und Anregungen, wie Sie sich und Ihrem Kind helfen können, schwierige Situationen zu meistern. Massage hat oft damit zu tun. Vieles davon stammt aus meinen zahlreichen Massagekursen, viele Erfahrungen verdanke ich auch meinen eigenen Kindern Anne und Henning, die heute, mit sechs und vier Jahren, immer noch Massage-Fans sind.

Ich wünsche Ihnen nun viele vergnügliche Massagestunden mit Ihrem Kind.

Warum gerade Babymassage?

Was es auch Großes zu erreichen gibt in der Welt, das Beste ist doch immer, einem anderen eine Freude zu machen.

Imanuel Kant

Die Babymassage ist für mich die liebevollste Art der Berührung. Zärtlichkeit und Liebe werden gegeben und empfangen. Nach der geborgenen Zeit im Bauch der Mutter ist es für das Baby enorm wichtig, viel berührt zu werden. Wenn wir unser Kind berühren, streicheln und massieren, geben wir ihm damit ein Gefühl von Sicherheit und Geborgenheit. Zusätzlich werden lebenswichtige physische Bereiche des Körpers angeregt, die eine angenehme Erfahrung von Anspannung und Entspannung vermitteln. Die Sicherheit, die wir unserem Kind vermitteln, schafft Vertrauen. Ein Baby, das massiert wird, ist neugierig auf neue Erfahrungen, weil es gelernt hat, dass neue Erfahrungen angenehm sind.

Für Ihr Neugeborenes bedeutet Babymassage:

◆ Ihr Kind genießt es, Ihnen nah zu sein und sich geborgen zu fühlen, so wird auch die Eltern-Kind-Beziehung gefördert.
◆ Ihr Kind lernt sich selbst kennen, es entdeckt seine Händchen, seine Füßchen, durch den Hautkontakt macht es ständig neue Körpererfahrungen.
◆ Die Verdauung wird angeregt, Blähungen werden seltener.
◆ Die Durchblutung wird gesteigert, damit wächst auch die Widerstandskraft gegen Krankheiten
◆ Schlafstörungen treten seltener auf.

Die amerikanische Psychologin und Expertin für Babymassage Ruth D. Rice erkannte, dass massierte Kinder:

◆ besser wachsen
◆ über bessere Muskelkoordination verfügen
◆ seltener an Infekten erkranken
◆ aufmerksamer und neugieriger sind
◆ größeres Selbstvertrauen haben.

Woher kommt die Babymassage?

Berührt, gestreichelt und massiert werden, das ist Nahrung für das Kind.
Nahrung, die genauso wichtig ist wie Mineralien, Vitamine und Proteine.
Nahrung, die Liebe ist.

Frédérick Leboyer

Pionier der Babymassage in Europa war Frédérick Leboyer, der die indische Babymassage von seinen Studienreisen mitgebracht hat. In Indien ist die Massage eine jahrhundertealte Tradition, die von der Mutter an die Tochter weitergegeben wird.
Frédérick Leboyer ist Gynäkologe und Geburtshelfer. Seine bekanntesten Bücher sind »Sanfte Hände« und »Geburt ohne Gewalt«. Inzwischen sind auch bei uns noch mehr Massagen für Babys bekannt. In diesem Buch werden Sie mit der indischen Babymassage (mit kleinen Abwandlungen) vertraut gemacht.

Eine Stunde für Sie und Ihr Baby

Wenn Sie Ihr Baby zu Hause massieren, ist es ganz wichtig, einen gemütlichen Ort zu finden, den Sie und Ihr Kind gerne haben. Es bringt gar nichts, Ihr Baby mal eben zwischen zwei Telefonaten kurz durchzumassieren. Sie werden beide keine Freude daran haben und der Effekt ist gleich null.
Nehmen Sie sich etwa eine Stunde Zeit. Am besten stellen Sie Telefon und Klingel aus und widmen sich ganz und gar Ihrem Kind. Es ist sicher nicht immer möglich, eine Stunde täglich alles stehen und liegen zu lassen, versuchen Sie es einfach und finden Sie Ihren Rhythmus. Massieren Sie Ihr Kind auf dem Wickeltisch im Stehen oder aber in einem gut geheizten Raum (eventuell mit einem Heizöfchen nachhelfen) auf dem Boden sitzend. Am Wickeltisch achten Sie darauf, locker und entspannt zu stehen. Wie Sie es auch machen, verlassen Sie sich auf Ihr Gefühl und machen Sie es so, dass Sie sich sicher und wohl fühlen.

Es ist wichtig, dass Sie sich gut fühlen beim Massieren

Wenn Sie im Sitzen massieren möchten: Legen Sie eine kuschelige Decke auf den Boden, darauf ein Fell, eine Krabbeldecke oder Ähnliches. Setzen Sie sich nun bequem hin, am besten an die Wand gelehnt mit einem Kissen oder Stillkissen im Rücken.

In meinen Kursen sitzen die Frauen meist im Schneidersitz oder halben Schneidersitz (ein Bein angewinkelt, das andere gestreckt nach vorne) oder aber mit gestreckten, leicht gegrätschten Beinen. Das Baby liegt vor ihnen auf dem Fell mit Blick zur Mutter. Sie können Ihr Kind aber auch auf Ihre ausgestreckten Beine legen.

Ich empfehle Ihnen die sitzende Position; Sie bekommen so engeren Kontakt zum Baby

Was Sie sonst noch benötigen

Legen Sie sich Handtücher bereit, denn wenn Ihr Kind die Massage genießt und ganz entspannt ist, wird es öfter die Blase und vielleicht auch den Darm entleeren. Windeln und frische Wäsche für das Baby sollten in greifbarer Nähe liegen.

Legen Sie, wenn Sie möchten, ruhige Kindermusik auf (z. B. von Detlev Jöcker »Kinderträumeland«). Wenn es Ihnen gefällt, zünden Sie eine Kerze an oder massieren Sie Ihr Baby beim Schein einer Lichterkette. Richten Sie den Platz so her, dass er für Sie und Ihr Baby ein Ort der Ruhe und Entspannung ist.

Wenn Sie zufrieden sind, überträgt sich das auf Ihr Baby

Das richtige Öl

Nun fehlt noch das Massageöl. Ich empfehle ein gutes kaltgepresstes Olivenöl (z. B. von Aldi, laut Öko-Test empfehlenswert), ein Mandelöl (bekommt man im »Spinnrad«) oder ein Ringelblumenöl (»Calendula«, aus der Apotheke). Es ist mittlerweile bewiesen, dass ein großer Teil aller Stoffe, mit denen unsere Haut in Berührung kommt, vom Körper auch aufgenommen wird. Wenn Sie eines dieser Öle benutzen, nimmt Ihr Baby also sogar noch lebenswichtige Nährstoffe über die Haut auf. Zudem liegt hier die Unverträglichkeit – also ein Risiko zur Allergie – sehr niedrig.

Wichtig ist, dass Sie ein naturbelassenes Öl benutzen

Allergische Reaktionen können natürlich immer auftreten, selten aber auf ein Olivenöl.

Industrielle Babyöle sind meist auf Erdölbasis hergestellt, enthalten kaum Nährstoffe und sind nicht mit dem Hautfett verwandt. Oft sind sie parfümiert und können nicht in die Haut einziehen. Das Öl sollte ohne Duft- und Parfümstoffe sein, ohne Konservierungsstoffe und in der Regel auch ohne ätherische Zusätze. Diese haben meist eine medizinische Wirkung, können zu einer Allergie führen und die Gefahr der Überwärmung besteht.

Öle auf Alkoholbasis sind ebenfalls weniger zu empfehlen, sie trocknen die Haut aus und können Allergien auslösen.

Bei Neurodermitis hat sich das Jojobaöl bewährt. Die indischen Mütter in Frédérick Leboyers Buch »Sanfte Hände« empfehlen im Sommer Kokosöl und im Winter Senföl.

Wenn Ihr Baby schon Geschwister hat

Wenn Ihr Baby das zweite oder dritte Kind ist, wissen Sie, wie schwierig es sein kann, sich eine Zeit lang ganz allein mit dem Jüngsten zu beschäftigen. Die großen Geschwister wollen natürlich auch massieren. Wenn Sie dem großen Kind eine Puppe geben, kann es Ihnen alles nachmachen. Und wenn Sie Ihr Baby auf dem Boden massieren, kann das Ältere seine Massagekünste auch ganz vorsichtig am »lebenden Objekt« erproben. Wenn das gar nicht gelingt, suchen Sie sich die ruhigste Zeit des Tages aus. Vielleicht dann, wenn der Partner zu Hause ist und sich um das Größere kümmern kann oder die Massage des Kleineren übernehmen kann. Es ist auch für die Väter sehr schön, die Massage auszuüben. Doch spreche ich hier eher speziell die Mütter an, weil sie in der Regel den größten Teil der Babypflege übernehmen. Man könnte es so einrichten, dass der Vater feste Zeiten für das Massieren hat. Massieren und kuscheln Sie. Auch die Eltern können sich gegenseitig massieren. Ein Kind, das als Säugling massiert wurde, wird auch später viel Spaß an der Massage zeigen.

Selbst wenn das Kuschelalter längst überschritten ist, ist die Massage ein Augenblick, um Nähe zu geben und zu empfangen

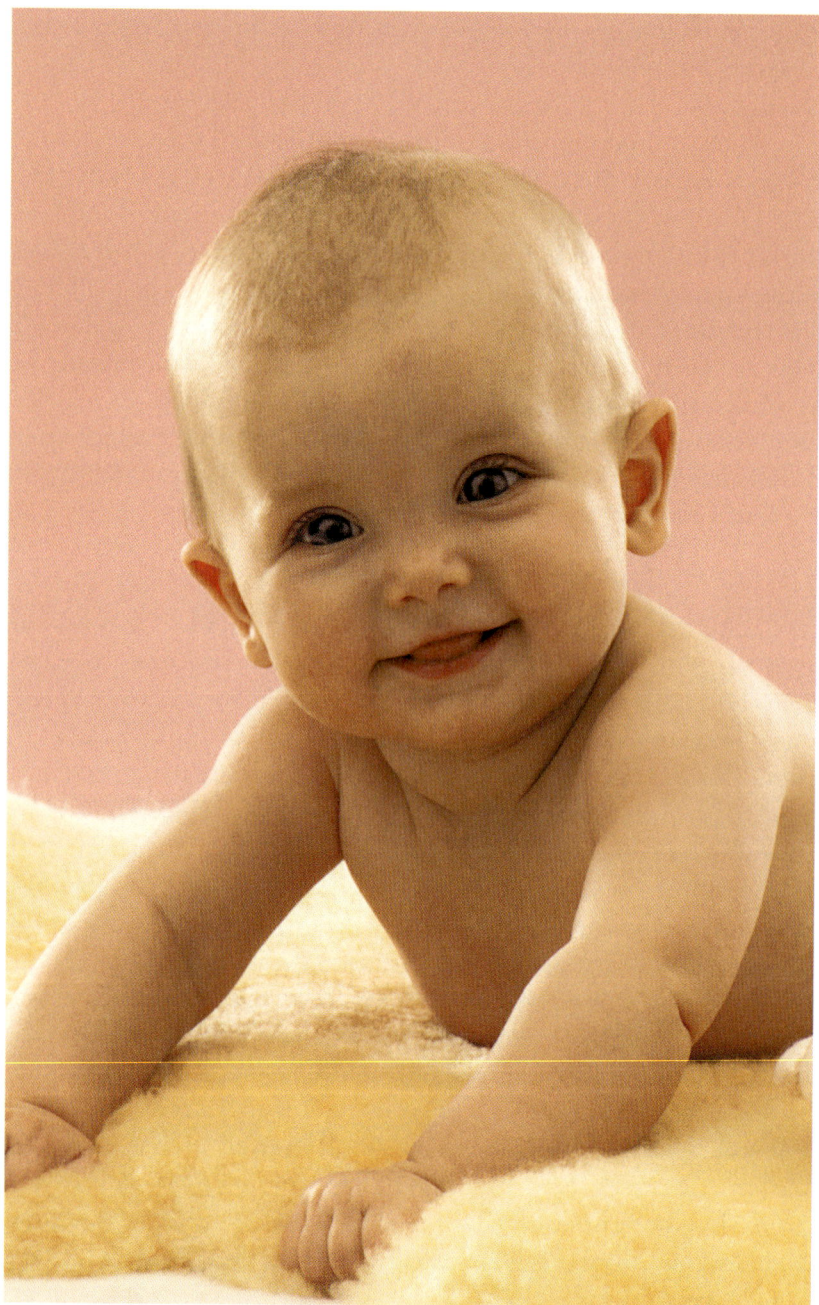

Was Sie vorher wissen sollten

Wann kann man mit der Massage beginnen?

Wenn Ihr Baby mag, können Sie schon in der ersten Lebenswoche anfangen. Massieren Sie dann aber höchstens zehn Minuten. Richtig genießen können die Babys eine Massage allerdings erst um die sechste Woche. Um an einem Babymassagekurs teilzunehmen, sollte Ihr Kind mindestens acht Wochen alt sein. So ein Kurs ist zu Anfang doch recht unruhig und das würde das Neugeborene irritieren.

Die richtige Zeit für die Massage

Sie sollten einige Versuche starten, um herauszufinden, wann Sie und Ihr Baby die Massage am meisten genießen. In der Regel ist der Abend ein guter Zeitpunkt. Dann können Sie die Massage mit in Ihr Abendritual einbeziehen. Vielen Babys tut die Massage vor dem Einschlafen gut, überschüssige Energie wird freigesetzt und Ihr Kind wird müde und entspannt. Vielleicht geben Sie ihm danach noch einen kleinen »Kuschel-Abend-Snack« (Brust oder Flasche), singen beim Zu-Bett-Gehen ein Lied und ihr Baby schläft – hoffentlich – gut ein. Wenn der Abendtermin für Ihren Säugling nicht das Richtige ist, bauen Sie die Massage so in Ihren Tagesablauf ein, wie es für alle Beteiligten am besten ist.
Fragen Sie Ihr Kind und Sie bekommen bestimmt eine Antwort!

Nicht direkt nach einer großen Mahlzeit massieren – dann ist der Kinderbauch zu voll

Wie oft kann massiert werden?

Eigentlich können Sie massieren, sooft Sie Zeit und Lust haben. Wenn Sie es einmal täglich schaffen, wäre es ideal, aber auch ein-, zwei- oder dreimal wöchentlich reicht aus. Wenn Sie allerdings einen therapeutischen Effekt erzielen möchten, müssen Sie regelmäßig massieren, das heißt mindestens einmal am Tag. Bei dieser therapeutischen Massage muss natürlich nicht das ganze Programm massiert werden, sondern Sie beschränken sich auf den Körperteil, an dem etwas bewirkt werden soll.

Wie lang sollte die Massage dauern?

Ihr Baby wird Ihnen zeigen, wie lange es massiert werden möchte

Eine Viertelstunde reicht aus, damit die Massage ihre Wirkung entfalten kann. Sie können das Massieren aber auch bis zu einer Dreiviertelstunde ausdehnen. Richten Sie sich nach Ihrem Kind und fragen Sie Ihr Gefühl.

Wie lang kann man massieren?

Die meisten Babys genießen die Massage, bis sie ungefähr ein halbes Jahr alt sind. Dann wird anderes wichtiger: Ihr Baby lernt, sich zu drehen, zu krabbeln, zu sitzen und zu laufen. Das ist meistens viel interessanter als das Stillhalten bei der Massage. Mit etwa anderthalb Jahren finden die meisten Kinder wieder Gefallen an der Massage. Meine Kinder genießen jetzt, mit vier und sechs Jahren, die Abende, an denen wir uns richtig viel Zeit nehmen, um in aller Ruhe zu massieren. Oft massieren sich die beiden gegenseitig, mal massiere ich beide, und ganz häufig werden wir Eltern massiert.

Wann sollte nicht massiert werden?

Grundsätzlich darf nicht massiert werden bei Fieber, starkem Durchfall, bei entzündlichen Hauterkrankungen, bei Infektionskrankheiten mit Ekzemen wie z. B. Masern, Scharlach, Röteln ..., Sonnenbrand oder Verbrennungen. Wenn Ihr Kind hungrig ist oder direkt nach einer Hauptmahlzeit macht Massage wenig Sinn.

Nach einem Schlüsselbeinbruch durch die Geburt sollte der Arm auf der betroffenen Seite nicht massiert werden. Impfeinstichstellen sollte man großzügig umgehen. Bei Herzfehlern sollte man auf die Fußreflexzonenmassage verzichten, der Kreislauf wird hier zu sehr angeregt.

Massieren bei Neurodermitis

Bei Neurodermitis können Sie massieren, solange Ihr Kind es zulässt. Manche Babys mögen die Berührungen ganz und gar nicht leiden, aber es kommt auch häufig vor, dass gerade die festen Streichungen als angenehm empfunden werden. Probieren Sie einfach aus, wie Ihr Kind reagiert. Bei nässenden Hautpartien sollte nicht massiert werden, diese müssen Sie großzügig umgehen.

Massieren Sie nie gegen den Willen des Kindes

Kann man etwas falsch machen?

Im Grunde können Sie nichts falsch machen. Die ersten Male sollten Sie sich eng an die Vorgaben halten, damit Sie sich sicher fühlen.
Später, wenn Sie mehr Übung haben, können Sie die Massage so variieren, wie Sie es möchten. Beginnen Sie mit dem Körperteil, der Ihrem Baby am meisten gefällt. Massieren Sie die Übungen, die Ihnen und Ihrem Kind den meisten Spaß oder die meiste Entspannung bringen. Auch die Reihenfolge können Sie selbst bestimmen.

Achten Sie auf die Signale Ihres Kindes und Sie werden richtig massieren

Wenn das Baby schreit während der Massage

Es ist sehr wichtig, in kleinen Schritten zu beginnen. Massieren Sie beim ersten Mal nicht das ganze Programm, sondern nach und nach einen Körperteil mehr.

Wenn Ihr Kind dann immer noch während der eigentlich entspannenden Massage schreit, könnte es mehrere Gründe dafür geben:

◆ Ist der Zeitpunkt ungünstig? Vielleicht hat Ihr Kind Hunger oder aber der Bauch ist zu voll.

◆ Ist Ihr Baby müde, weil es vielleicht heute schon viel erlebt hat (z. B. eine Feier, einen Besuch oder einen Schwimmkurs)?

◆ Hat es heute einfach einen schlechten Tag?

◆ Mag Ihr Baby nicht gerne nackt liegen? Dann lassen Sie vielleicht nur die Windel an oder den Body. Hat das Baby mehrere Male die Massage erlebt, wird es vielleicht auch das Nacktsein genießen

◆ Bekommt Ihr Baby Krankengymnastik und verbindet das Ausziehen mit der Prozedur der Gymnastik, die ihm vielleicht gar nicht gefällt? Dann sollten Sie Ihr Baby auch nicht ganz ausziehen und vielleicht vorher schon ein bestimmtes Lied singen, das es auf die Massage einstimmt.

◆ Babys lieben und brauchen Rituale, singen Sie deshalb immer dasselbe Lied, bevor Sie mit dem Ausziehen beginnen.

◆ Oder mag Ihr Baby das glitschige Öl auf der Haut nicht? Sie können auch ohne Öl massieren (dann aber unbedingt mit weniger Druck arbeiten) oder eine Lotion benutzen, die viel schneller einzieht.

◆ Vielleicht spürt Ihr Baby, dass Sie heute eigentlich keine Zeit oder Lust zum Massieren haben. Oft hilft es dann, wenn Sie Ihre Lieblingsmusik auflegen, sich kurz vor der Massage mit geschlossenen Augen vor Ihr Kind setzen und mehrmals tief ein- und ausatmen. Lassen Sie Ihre Musik ruhig während der Massage weiterlaufen, sie sollte nur nicht zu laut sein.

◆ Es könnte auch sein, dass Ihr Kind nicht aus Unwohlsein während der Massage weint. Manche Babys »jammern« gerne ein wenig bei der Massage. Massieren Sie in diesem Falle ruhig weiter, vielleicht nur kürzer. Wenn das Kind nach der Massage entspannt ist und viele Stunden schläft, haben Sie mit Sicherheit nichts falsch gemacht. Falls Ihr Baby aber wirklich schreit, sollten Sie die Massage beenden.

Denken Sie sich in Ihr Kind hinein und versuchen Sie, herauszufinden, was in der kleinen Person vor sich geht

◆ Wenn Sie das Gefühl haben, Ihr Baby mag die Massage überhaupt nicht, dann machen Sie ruhig eine größere Pause und
versuchen es nach zwei bis vier Wochen noch einmal. Die meisten Babys lieben es schließlich sehr, massiert zu werden, geben
Sie nicht zu schnell auf. Fangen Sie auch nach einer Massage-
pause wieder mit kurzen Übungen an und steigern Sie langsam
die Dauer.

Und wenn Ihr Baby ungeduldig wird: Singen Sie zwischen den einzelnen Massageabschnitten ein Lied oder machen Sie ein Spielchen mit Ihrem Kleinen, um das Interesse wach zu halten.

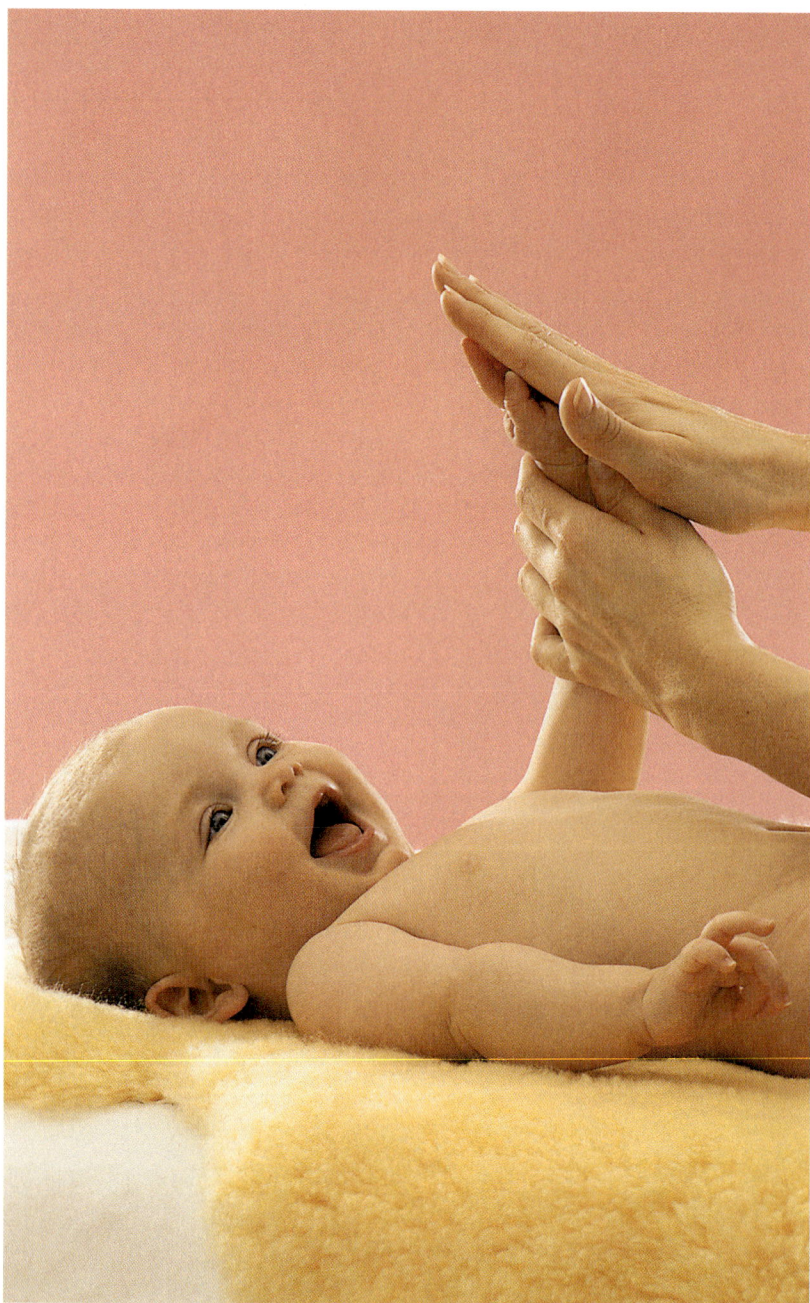

Babymassage – das Programm

Nun kann es losgehen

Suchen Sie sich einen ruhigen Platz für die Massage und legen Sie sich alles Notwendige bereit. Machen Sie es sich nun richtig bequem und legen Sie ihr Baby so hin, wie Sie es am angenehmsten massieren können.

Beginnen Sie mit einer Teilmassage (z. B. nur Rücken oder Brust und Bauch oder Beine …). Damit Ihr Baby sich langsam daran gewöhnen kann, sollten Sie die Massage über mehrere Tage aufbauen. Ihr Kind wird Ihnen deutlich zeigen, was es mag und was nicht. Die Dauer der einzelnen Übungen können Sie in der Regel selbst bestimmen. Dreimal sollte jede Bewegung allerdings mindestens ausgeführt werden. Liebt Ihr Kind eine Massageübung ganz besonders, verlängern Sie sie einfach.

Vor der Massage sollten Sie Ihre Hände aufwärmen, damit sie warm, elastisch und geschmeidig werden:

◆ die Handflächen fest aneinander reiben
◆ mit den Händen Waschbewegungen machen
◆ die Hände kräftig ausschütteln
◆ die Finger bewegen

Dann nehmen Sie das Köpfchen Ihres Babys in beide Hände und drehen es sanft und liebevoll so, dass Sie sich in die Augen sehen. Mit diesem Ritual könnte jede Massage beginnen.

Achten Sie darauf, dass Sie locker gekleidet sind

Machen Sie alle Handbewegungen immer so, dass Ihr Kind die Hände sehen kann

Brust- und Bauchmassage

Die Brustmassage dient vornehmlich der Atmung, die Atmung wird vertieft. Wenn Sie ein paarmal die Brust massiert haben, werden Sie feststellen, dass Ihr Baby bei dieser Massage wirklich tief einatmet. Das ist wichtig für die Lungen und dient gleichzeitig (wie auch bei Erwachsenen) der Entspannung: »Die Brust wird geöffnet.«
Auch die Herztätigkeit wird hier angeregt und damit gleichzeitig Kreislauf und Durchblutung.
Die Bauchmassage wirkt anregend auf den Verdauungstrakt. Wenn Ihr Baby zu Verstopfungen oder Blähungen neigt, können Sie ihm mit dieser Massage helfen. Massieren Sie aber nie im Akutfall (bei Bauchkrämpfen und Schmerzen), der Bauch ist dann hart und verkrampft und kann keine Berührung vertragen.
Die Bauchmassage soll prophylaktisch, also vorbeugend, ausgeführt werden, z. B. morgens oder nachmittags beim Wickeln oder sowieso bei der Ganzkörpermassage. Das Baby sollte frei von Schmerzen sein, der Bauch gleichmäßig weich. Wenn Sie geübter sind mit der Massage, werden Sie schmerzempfindliche Stellen im Bauchbereich ertasten können, Sie sollten dann Ihren Arzt um Rat fragen.
Die Bauchmassage wirkt meistens schon nach ein paar Tagen. Für einen dauerhaften Effekt ist es wichtig, die Massage regelmäßig anzuwenden. Halten Sie sich in diesem Fall bitte genau an die Anleitung, damit die Verdauungsprobleme wirklich gelöst werden können.

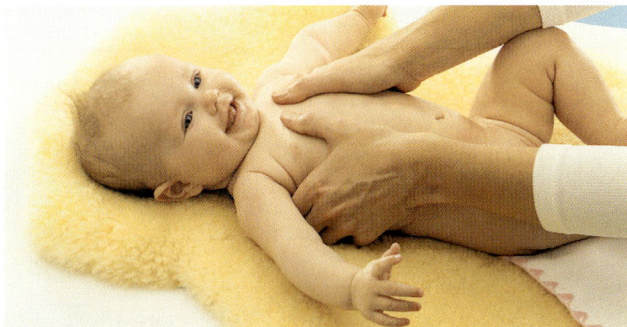

Das »Öffnen« der Brust mit den Daumen

Massagetechnik

Gießen Sie ein wenig Öl in Ihre Handflächen und reiben Sie Ihre Hände aneinander. Verteilen Sie das Öl nun sanft auf Brust und Bauch Ihres Babys.

Beide Hände umfassen den Brustkorb des Babys, die Daumen treffen sich auf dem Brustbein. Streichen Sie nun mit sanftem Druck die Daumen zu den Schultern, heben Sie die Daumen an und legen Sie sie wieder zurück zum Brustbein. Dann die Daumen seitlich zu den Armen streichen und auch wieder zurück zum Brustbein.

Danach von der Mitte (Brustbein) waagerecht nach außen streichen, dabei immer ein kleines Stück tiefer gehen, bis die unteren Rippenbögen erreicht sind. Dann beginnen Sie wieder bei den Schultern.

Wirkung

Ihr Kind atmet nach einigen Bruststreichungen tief und entspannt ein und aus.

Die Streichungen erfolgen hier immer von innen nach außen

Beachten Sie!

Die restlichen Finger, die nicht arbeiten, ruhen während dieser Massage am Brustkorb. Nach drei bis fünf Durchgängen (auch mehr, wenn Ihr Kind es mag, oder weniger, wenn es Unbehagen zeigt) folgt die Brustmassage mit den flachen Händen.

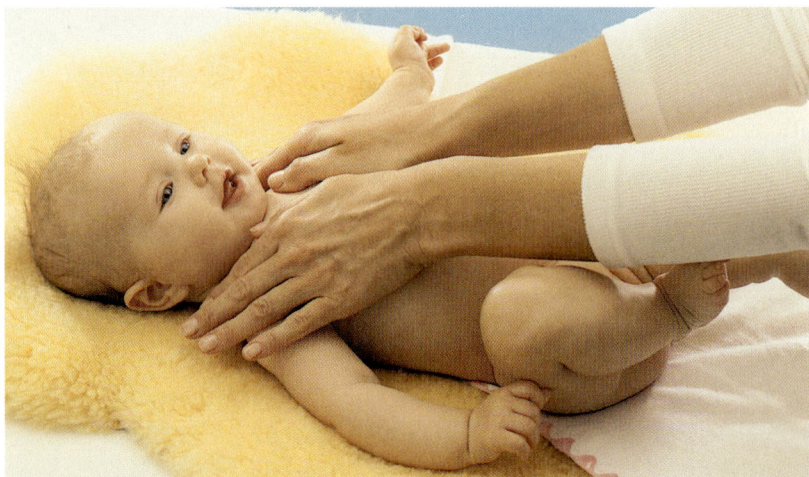

Das »Öffnen« der Brust mit den Handflächen

Massagetechnik

Legen Sie Ihre Hände in Höhe des Brustbeines Ihres Babys gegeneinander, öffnen Sie die Hände und gleiten Sie mit den flachen Händen vom Brustbein zu den Schultern, Hände anheben und wieder zurück zum Brustbein, Hände falten. Nun die flachen Hände zu den Armen gleiten lassen, Hände über dem Brustbein falten. Und wie eben bei der Daumenmassage mit den Händen immer wieder von innen (Brustbein) nach außen streichen. Nach mehreren Streichungen bis zum letzten Rippenbogen wieder mit dem Gleiten zur Schulter beginnen. Nach jeder Streichung die Hände wieder falten und zum Massieren anschließend öffnen.

Wirkung

Auch hier wird die Atmung vertieft.

Mein persönlicher Rat:

Wenn Ihr Kind erkältet ist, können Sie bei dieser Massage ein Öl mit ätherischem Zusatz verwenden. Gut eignet sich z. B. Calendulaöl mit Arnika von Weleda. Ihr Kind inhaliert dieses Öl und kann freier atmen. Aber wirklich nur die Brust mit diesem Öl massieren, es kommt sonst zu Überwärmung.

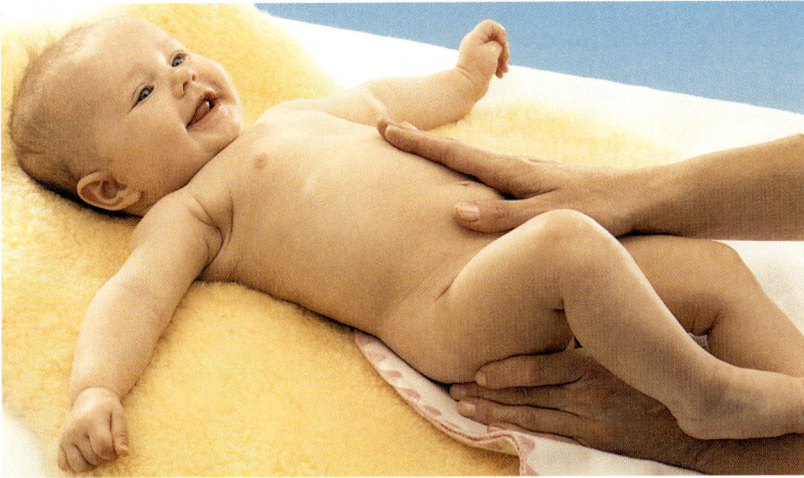

Die Sonne auf den Bauch malen

Massagetechnik

Im Uhrzeigersinn, also rechts herum, mit der flachen Hand um den Bauchnabel herum massieren. Halten Sie Ihr Baby dabei mit einer Hand an der Hüfte oder am Oberschenkel fest, während die andere Hand arbeitet. Diese Streichung nennt sich »Sonne«, weil der Bauch Ihres Babys unter der Hand schön warm wird.

Wirkung

Es ist wichtig, rechts herum zu streichen, da der Dickdarm so verläuft und nun angeregt wird zu arbeiten. Bei Babys liegen die Ursachen von Verdauungsproblemen in den meisten Fällen im Dickdarm.

Denken Sie daran, nur Regelmäßigkeit unterstützt und hilft

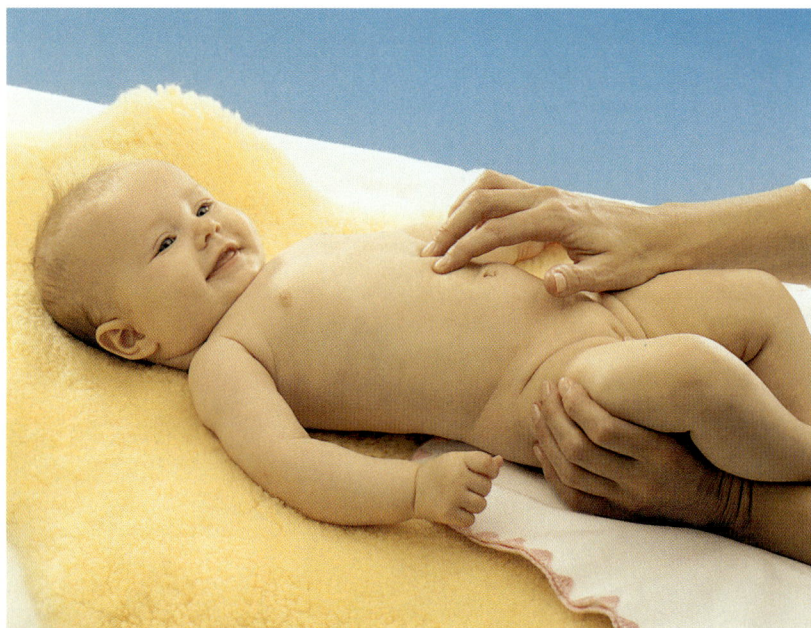

Rechts herum massieren, dem Verlauf des Dickdarms folgend

Um den Bauchnabel herum spazieren gehen

Massagetechnik

Um den Bauchnabel herum mit Zeige- und Mittelfinger spazieren gehen. Seien Sie hier nicht zu vorsichtig. Üben Sie diese Massage mit Druck aus, Ihr Baby zeigt Ihnen, wenn es ihm nicht gefällt. Bei zu schwachem Druck erzielen Sie keine Wirkung.

Wirkung

Blähungen werden so gelöst und Ihr Baby kann jetzt richtig schön pupsen.

Beachten Sie!

Nach dem »Spaziergang um den Bauchnabel« bitte noch mehrmals die »Sonne auf den Bauch malen«.

Bei Verdauungsproblemen wiederholen Sie diese Massagetechniken bei jedem Wickeln.

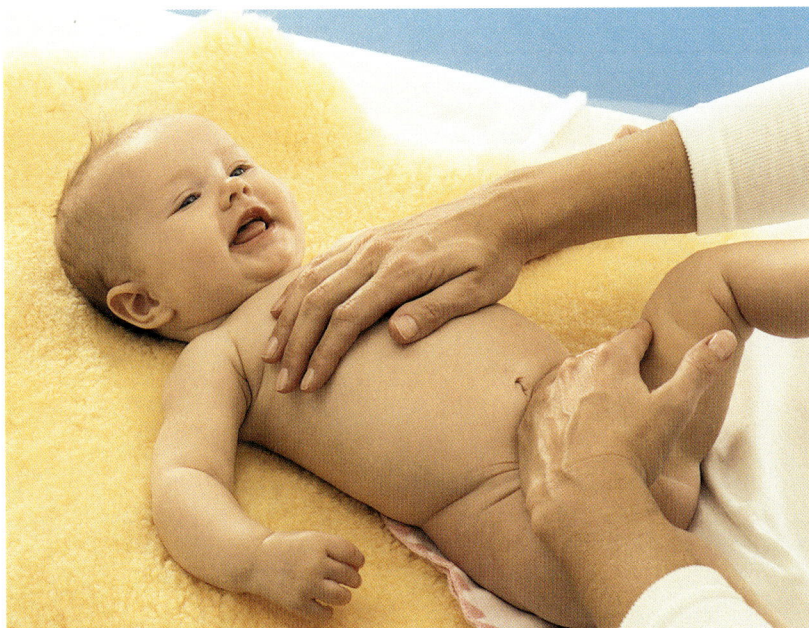

Das Wasserrad

Massageanleitung

Streichen Sie mit den flachen, quer liegenden Händen abwechselnd vom Hals zu den Leisten. Wenn die eine Hand unten an der Leiste ankommt, beginnt die andere oben, »Wasser nach unten zu streichen«. Eine Hand sollte dabei immer Kontakt zum Körper haben. Wichtig sind ruhige, rhythmische Bewegungen.

Wirkung

Auch das Wasserrad regt die Verdauung an. Üben Sie im Bauchbereich etwas mehr Druck aus.

Beachten Sie!

Gerade beim Wasserrad sollten Ihre Hände »flutschig« über den Körper Ihres Babys gleiten. Falls das Öl von der Haut schon aufgesaugt wurde, nachölen.

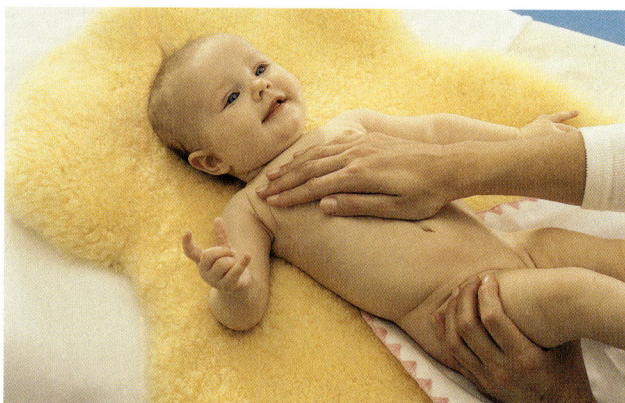

Der Schmetterling

Massagetechnik

Streichen Sie mit der rechten Hand diagonal von der rechten Leiste hoch zur linken Schulter. Die Hand dort vom Körper des Babys lösen und am Ohr vorbei- huschen, sodass ein leichter Windhauch im Gesicht des Kin- des entsteht. Dann mit der lin- ken Hand von der linken Leiste zur rechten Schulter streichen.

Führen Sie diese Bewegungen bei jeder Massage ein paarmal abwechselnd aus.
Auch hier sollte die eine Hand immer so lange am Körper lie- gen (in diesem Fall an der Hüf- te oder am Oberschenkel), bis die andere Hand fertig ist.

Wirkung

Der Windhauch des »Schmet- terlings« ist ein neues, angeneh- mes Körpergefühl für Ihr Baby.

Beachten Sie!

Wenn Ihrem Baby diese Massage gefällt, erweitern Sie sie einfach: Streichen Sie jetzt mit der rechten Hand diagonal von der linken Leis- te zur rechten Schulter und wieder abwärts zur Leiste – diesmal ohne »Windhauch«. Dann dasselbe mit der linken Hand von rechts unten nach links oben und zurück.

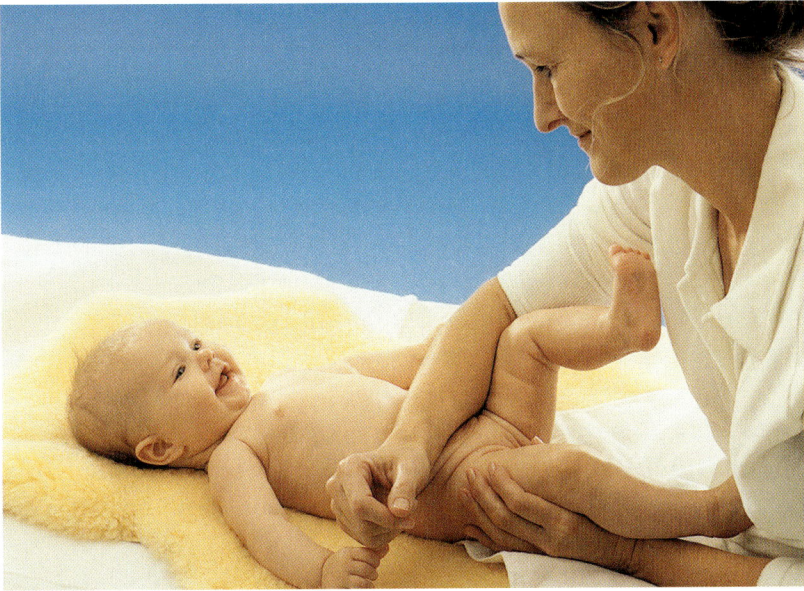

Das Ausstreichen des Unterbauches

Massagetechnik

Den Unterbauch streichen Sie aus, indem Sie Ihren Unterarm am Nabel in den Bauch drücken und leicht nach unten ziehen, dabei drehen Sie den Unterarm leicht.

Wirkung

Diese Bewegung soll das, was Sie mit der vorangegangenen Massage aufgewühlt haben, nach draußen transportieren.

Legen Sie ein Tuch bereit, Ihr Baby könnte den Darm entleeren

Beachten Sie!

Bevor Sie nun Arme und Beine massieren, ist es wichtig, an das Ausstreichen der Vorderseite zu denken. Streichen Sie mit beiden Händen gleichzeitig vom Kopf entlang über Brust und Bauch bis nach unten zu den Füßen Ihres Babys. Dabei wird Ihr Kind ein Gefühl der »Ganzheit« erfahren.

26

Bein- und Fußmassage

Eine spezielle
Fußreflexzonen-
massage, die
sich auf die Ver-
dauung aus-
wirkt, finden Sie
auf Seite 75

Diese Massage löst Verspannungen vom Becken bis zu den Zehen, lockert die Gelenke und regt den Kreislauf an. Sie kräftigt auch die Knochen, das ist wichtig für das Stehen und Laufen. Die Babys entwickeln ein gutes Körpergefühl, sie lernen ihre Beine und Füße durch diese Massage besser kennen und werden angeregt, sich mit ihren Füßen zu beschäftigen. Die Füßchen werden bald schon in die Hände genommen und in den Mund geschoben.

Auf der Fußsohle befinden sich mehrere tausend Nervenenden, die mit bestimmten Bereichen des Körpers verbunden sind. Wenn Sie die Füßchen Ihres Babys massieren, üben Sie damit auch eine leichte Fußreflexzonenmassage aus, die den ganzen Körpers des Babys anspricht. Außerdem wird so die Durchblutung angeregt und Ihr Baby bekommt warme Füße. Meist sind die Füße der ganz Kleinen kühl, was kein Grund zur Beunruhigung ist, aber es ist ein schöner Nebeneffekt, die Füße warm zu massieren.

Die Bein- und Fußmassage ist bei Kleinen wie auch bei den Großen sehr beliebt und bewirkt eine angenehme Entspannung.

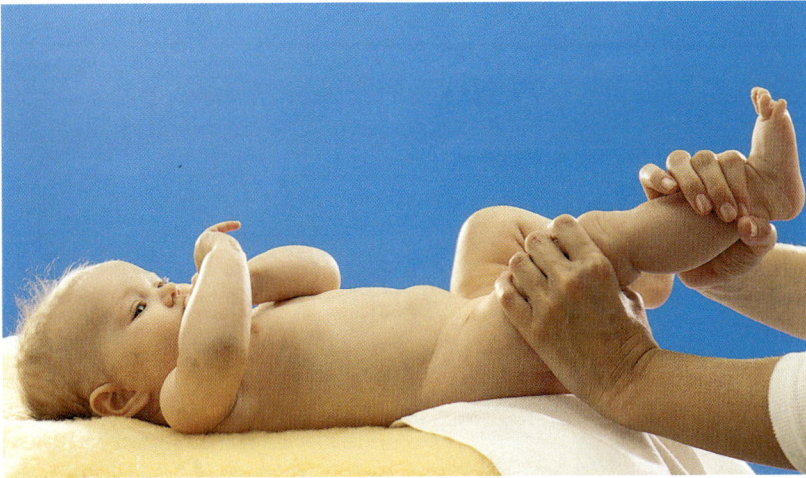

Das »Melken« des Beines

Massagetechnik

Ölen Sie das rechte Bein Ihres Babys ein und die Beinmassage kann beginnen.

Mit der linken Hand halten Sie das rechte Fußgelenk des Babys, mit Daumen und Zeigefinger der rechten Hand formen Sie einen Ring um den rechten Oberschenkel und ziehen nun diesen Ring mit Druck nach unten zum Fußgelenk. Hier wird die linke Hand abgelöst. Die rechte Hand bleibt jetzt am Fußgelenk und die linke Hand wird von oben nach unten gezogen. Die eine Hand hält dabei das Bein, während die andere Hand weiterarbeitet.

Wirkung

Dabei wird überschüssige Energie nach außen transportiert, die Kinder werden ruhiger und entspannter. Bei sehr schläfrigen oder appetitlosen Babys sollte von unten nach oben, also zum Herzen hin, massiert werden.

Bei der Beinmassage ist es nicht ausreichend, fünf Durchgänge zu machen, hier muss schon etwas länger massiert werden

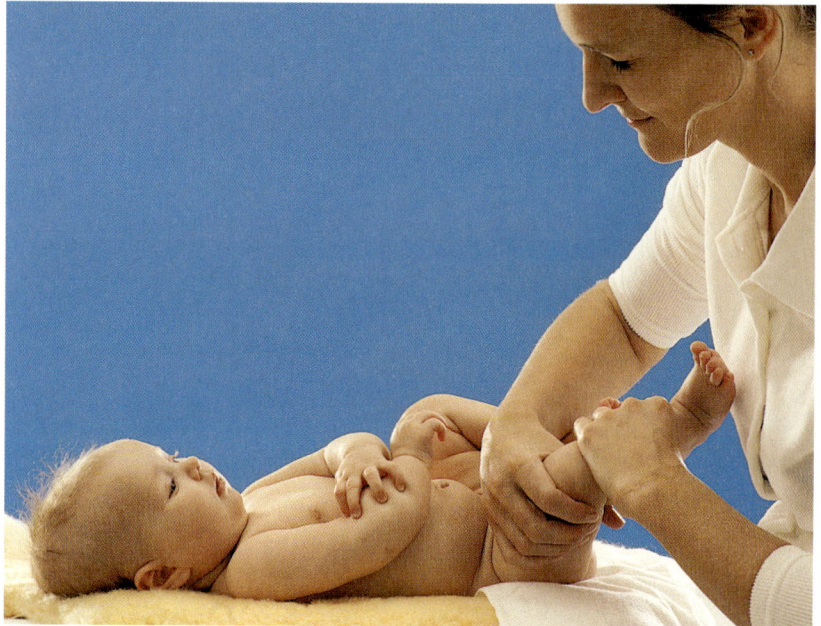

Das »Auswringen« des Beines

Massageanleitung

Können Sie sich an das »Brenn-nesselspiel« aus Ihrer Kinderzeit erinnern? So ähnlich, nur viel sanfter, wirkt diese Bewegung

Beide Hände umschließen das Bein, eine Hand am Oberschenkel, eine am Unterschenkel. Drehen Sie beide Hände sanft gegeneinander und zurück, als wenn Sie einen Lappen (ganz sanft) auswringen wollten. Während Sie diese Drehbewegung wiederholen, wandern beide Hände immer weiter am Bein Ihres Babys hinunter. Die fußnahe Hand kümmert sich besonders intensiv um das Fußgelenk, wobei ein Ring aus Daumen und Zeigefinger Drehbewegungen um das Fußgelenk macht.

Wirkung

Die Muskulatur wird gelockert, gleichzeitig werden die Fußgelenke gestärkt. Das ist eine besonders gute Vorbereitung für das Laufenlernen, auch wenn es noch einige Monate bis dahin dauert.

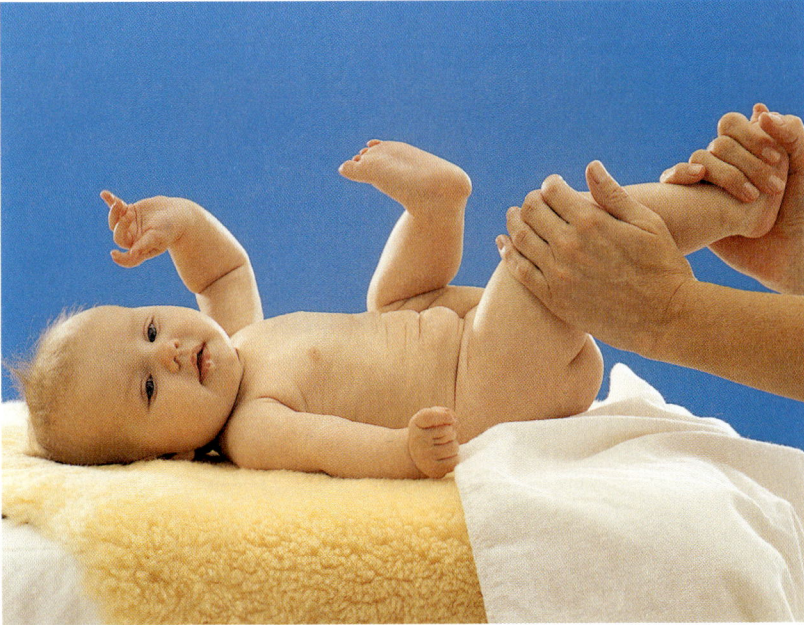

Das Ausstreichen des Beines

Massagetechnik

Nehmen Sie nun den Fuß des Babys in Ihre Hand, mit der freien Hand streichen Sie das Bein aus, indem Sie gleichmäßig vom Po bis zum Fuß herunterstreichen. Hier wechseln die Hände nicht, eine Hand arbeitet, die andere Hand hält.

Wirkung

Auch hier wird, wie beim Melken, überschüssige Energie nach draußen transportiert, das Baby wird ruhiger.

Achten Sie immer auf ruhige, gleichmäßige Bewegungen, wenn Sie massieren

Beachten Sie!

Die letzten zwei Streichungen sollten immer vom Fußgelenk zum Oberschenkel nach oben gestrichen werden, da sonst Ihr Kind ein Gefühl von »dicken Füßen« bekommt.

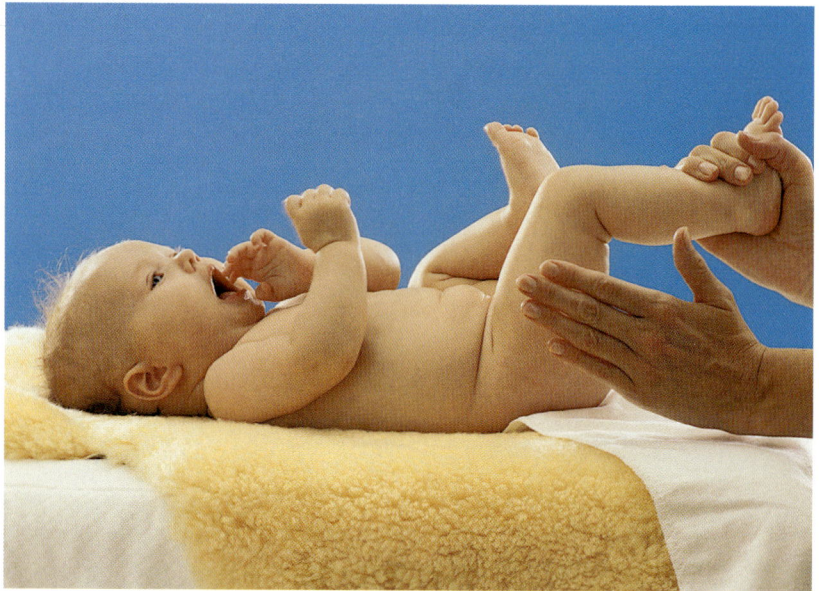

Das »Ausklopfen« des Beines

Massageanleitung

Sie halten das Bein mit einer Hand fest, während die andere Hand das Bein vom Po bis zum Fuß ausklopft: Mit der flachen Hand geben Sie zärtliche Klapse von oben nach unten. Das mögen die Kinder besonders gern, dehnen Sie diese Übung beliebig aus.

Wirkung

Diese Massage lockert die Beinmuskeln. Klopfen Sie auch die Innenseite der Beinchen aus und ändern Sie dabei auch die Richtung.

Beachten Sie!

Nach dem Klopfen ist es ganz wichtig, erneut auszustreichen! Durch das Klopfen werden Energien aufgewühlt, mit dem »Nach-unten-Ausstreichen« werden negative Energien nach draußen transportiert.

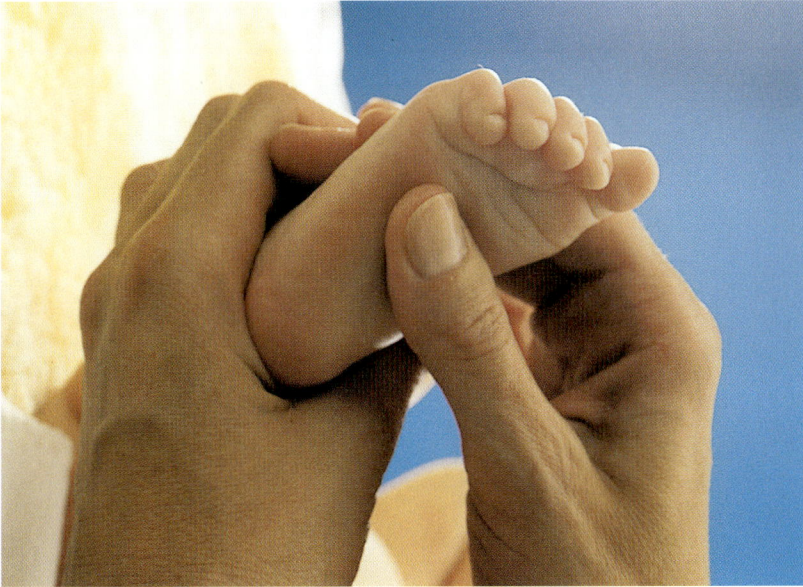

Fuß mit dem Daumen ausstreichen

Massageanleitung

Halten Sie nun das rechte Fußgelenk Ihres Kindes mit Ihrer
linken Hand. Mit Ihrem rechten Daumen streichen Sie längs
über den Fuß von der Ferse zu
den Zehen.

Wirkung

Spannungen in den Füßen und
in den Fußgelenken werden
gelockert. Diese Massage spricht
alle Fußreflexzonen an.

Das restliche Öl
an Ihren Händen
reicht für die
Fußmassage aus

Beachten Sie!

Beginnen Sie ganz vorsichtig. Es
kann sein, dass Ihr Baby im ersten
Moment weint.
Viele Babys erschrecken bei der ersten Übung am Fuß. Die Fußsohle ist
eine sehr empfindsame Körper-
stelle, gehen Sie sanft vor. Verwenden Sie es aber immer wieder – es
gibt kaum eine entspannendere
Massage.

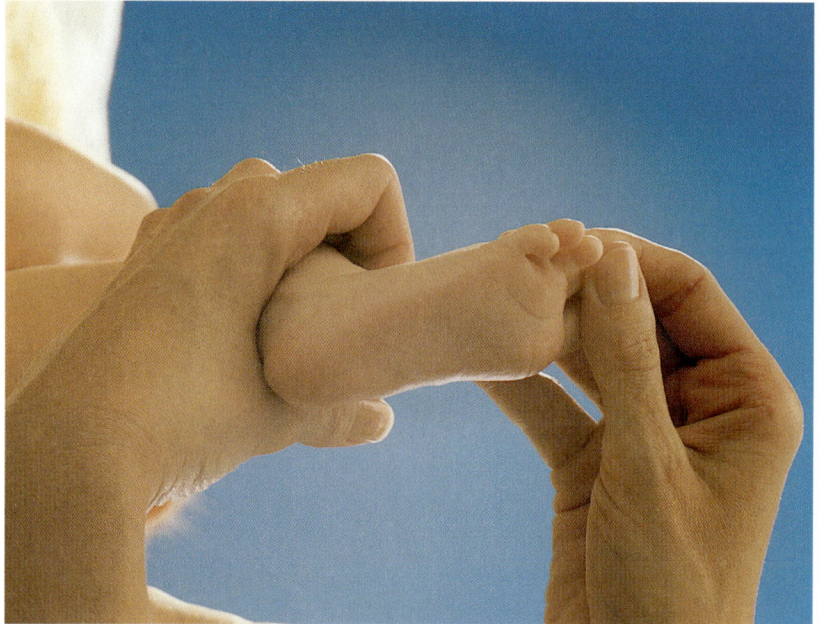

Zehen ausstreichen

Massageanleitung

Streichen Sie nun weiter mit dem Daumen von der Ferse nach oben zu den Zehen, jetzt aber jeden einzelnen Zeh ausstreichen. Alle fünf Zehen immer wieder ausstreichen, die Zehen auch mal auszupfen. Sie können die Zehen auch zwischen Daumen und Zeigefinger hin- und herrollen.

Wirkung

Ihr Baby wird bei dieser Massage seine Zehen fühlen und kennen lernen.

Mein persönlicher Rat:

Mit dem massagegewöhnten Baby können Sie während der Massage auch ein kleines Spiel mit den Zehen machen:

Der ist in den Brunnen gefallen,
der hat ihn rausgeholt,
der hat ihn nach Hause gebracht,
der hat ihn abgetrocknet –
und der hat ihn ins Bett gebracht!

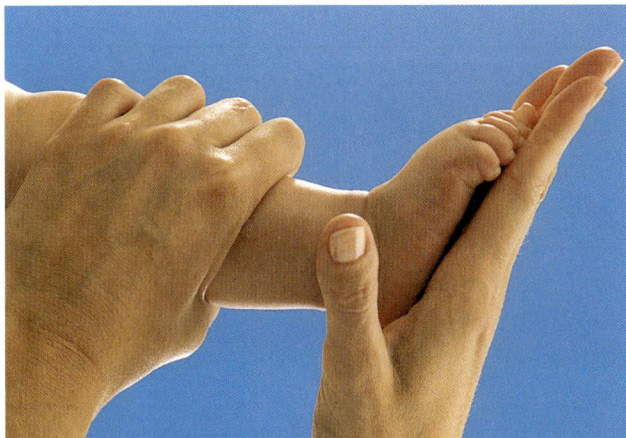

Fuß mit der Handfläche ausstreichen

Massageanleitung

Nun noch mit der ganzen Handfläche über den Fuß des Babys
streichen und die Hand so über
das Baby »fliegen lassen«, dass
Ihr Kind auch etwas zu sehen
hat. Ihr Baby wird die Hand auf-
merksam verfolgen.
Die Massage für das rechte Bein
ist jetzt beendet. Nun ölen Sie
das linke Bein ein und übernehmen Sie die komplette Bein-
und Fußmassage für das andere
Bein.

Wirkung

Einfach ein schönes Gefühl, so
massiert zu werden.

Mein persönlicher Rat:

Ich streiche bei meinen Kindern meine Hand bis zum Ellenbogen über
den Fuß des Kindes.

Beachten Sie!

Niemals nur ein Bein massieren, Ihr
Baby hat sonst das Gefühl, »nur auf
einem Bein zu stehen«. Wenn die
Zeit fehlt, lieber einen Teil der Massage auslassen oder verkürzt massieren.

Arm- und Handmassage

Die Massage
der Arme ist
ähnlich wie die
der Beine

Die Arm- und Handmassage löst Verspannungen vom Nacken bis zu den Fingern, Gelenke werden gelockert und die Durchblutung wird angeregt. Genauso wie die Beinmassage hat auch die Armmassage eine beruhigende und entspannende Wirkung.

Auch in den Händen befinden sich Reflexzonen, die verschiedene Körperorgane erreichen und positiv beeinflussen. Zusätzlich werden die Hände schön warm durch die gesteigerte Durchblutung. Es kann durchaus sein, dass Ihr Baby die Armmassage zuerst nicht mag. Viele Babys möchten lieber »rumhampeln« und fühlen sich durch die Massage gestört. Machen Sie also ruhig mehrere Versuche, im zweiten oder dritten Anlauf genießen viele Babys diese Massage dann doch.

Bevor Sie mit der Armmassage beginnen (oder auch währenddessen, falls Ihr Kind unruhig wird), könnten Sie folgendes Spiel machen:

Eine Braut
Eine Braut spazierte mal auf deiner Haut.
Und am Anfang war sie munter,
doch dann fiel sie runter.

Ein kleines Pferd sagte, das war wohl verkehrt.
Und es lief ganz schnell hinauf
und fiel auf Deinen Bauch.

Joachim Stüpp

Hierbei mit Ihren Fingern von den Füßen zur Schulter hochwandern und bei der ersten Strophe seitlich am Körper entlang nach unten streichen. Während der zweiten Strophe den Bauch streicheln oder kitzeln.

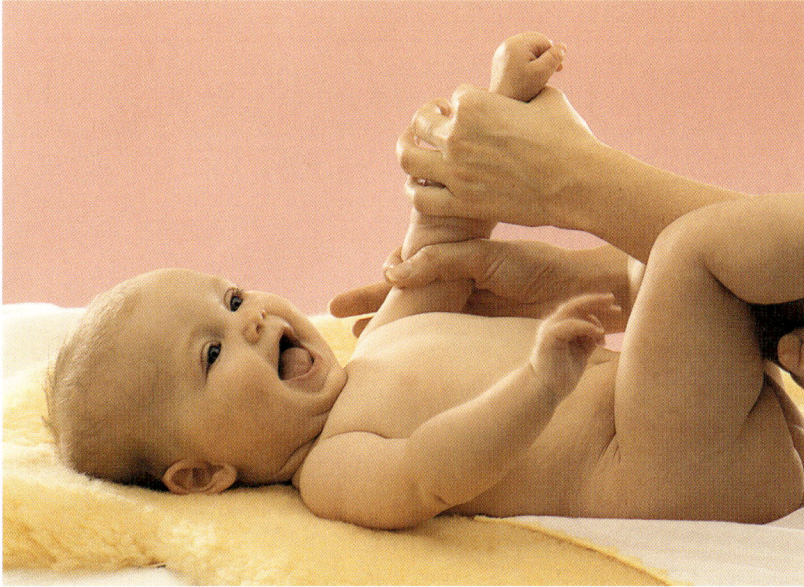

Das »Melken« des Armes

Massageanleitung

Ölen Sie den rechten Arm Ihres Babys ein.

Erfassen Sie das Handgelenk des Babys mit Ihrer linken Hand. Daumen und Zeigefinger der rechten Hand formen einen Ring, der den Oberarm umfaßt und nach unten gleitet. Die gleiche Bewegung mit der anderen Hand ausführen, während nun die rechte Hand am Handgelenk verweilt. Eine Hand arbeitet sich von oben nach unten und löst die Hand am Handgelenk ab, die jetzt von oben nach unten arbeitet.

Wirkung

Hier wird überschüssige Energie durch die Fingerspitzen nach außen transportiert, die Kinder werden ruhiger und auch entspannter.

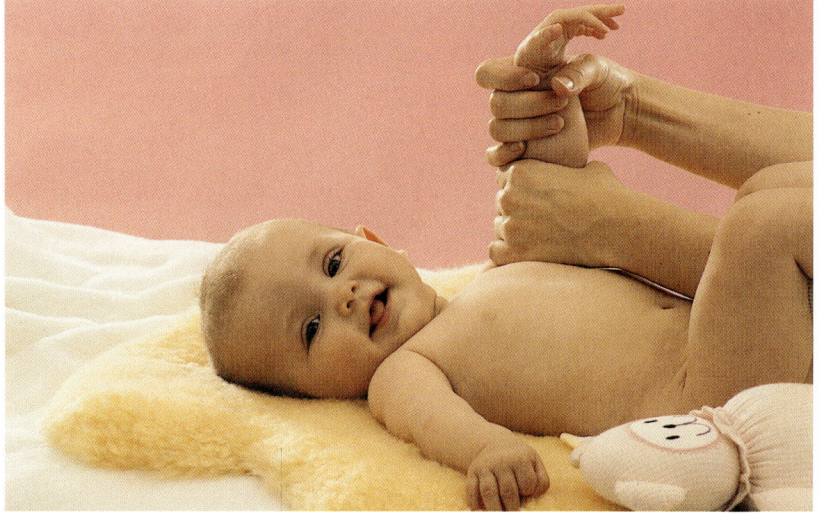

Das »Auswringen« des Armes

Massageanleitung

Mit beiden Händen umschließen Sie den Arm Ihres Babys,
eine Hand am Oberarm, die andere am Unterarm. Drehen Sie
beide Hände sanft gegeneinander und zurück. Diese Drehung
wiederholen Sie mehrmals und
wandern dabei mit beiden Händen immer tiefer zur Hand Ihres
Kindes. Das Handgelenk sollte besonders beachtet werden.
Mit Daumen und Zeigefinger
Drehbewegungen um das Ge-
lenk machen.

Wirkung

Diese Massage lockert die ge-
samte Armmuskulatur.
Die Handgelenke werden gestärkt, was besonders wichtig ist
für die ersten Krabbelversuche
Ihres Kindes.

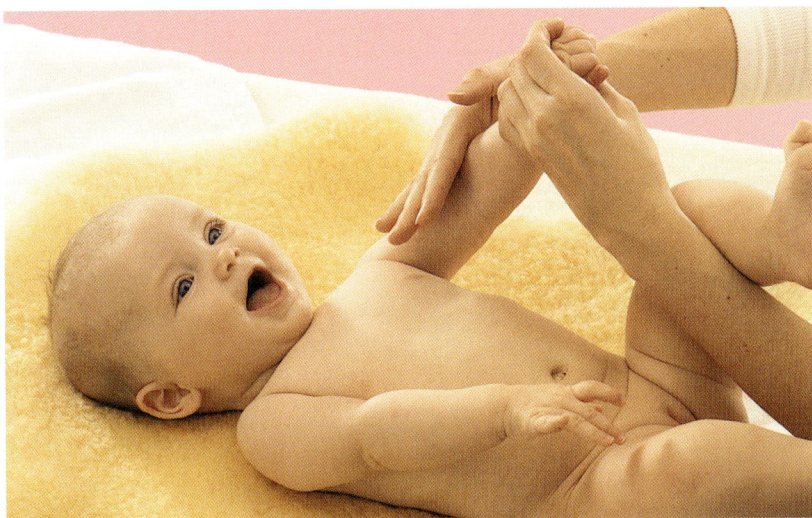

Das Ausstreichen des Armes

Massageanleitung

Nehmen Sie den Arm des Babys in eine Hand und streichen Sie mit der freien Hand den Arm aus, indem Sie gleichmäßig mit der flachen Hand von der Schulter bis zur Hand Ihres Babys herunterstreichen.
Hier wechseln die Hände nicht, eine Hand arbeitet, die andere Hand hält.

Wirkung

Auch hier dient das Ausstreichen dazu, negative Energien nach draußen zu transportieren. Achten Sie aber auch darauf, die letzten zwei Streichungen nach oben, also zur Schulter hin auszuführen, um einem Gefühl von »dicken Fingern« vorzubeugen. Wenn Sie in beide Richtungen massieren, erreichen Sie eine gute Mischung aus Anregung und Entspannung.

Beachten Sie!

Bei müden und trinkfaulen Babys sollten die Streichungen nach oben, also zum Herzen hin, überwiegen. Der Kreislauf wird angeregt.

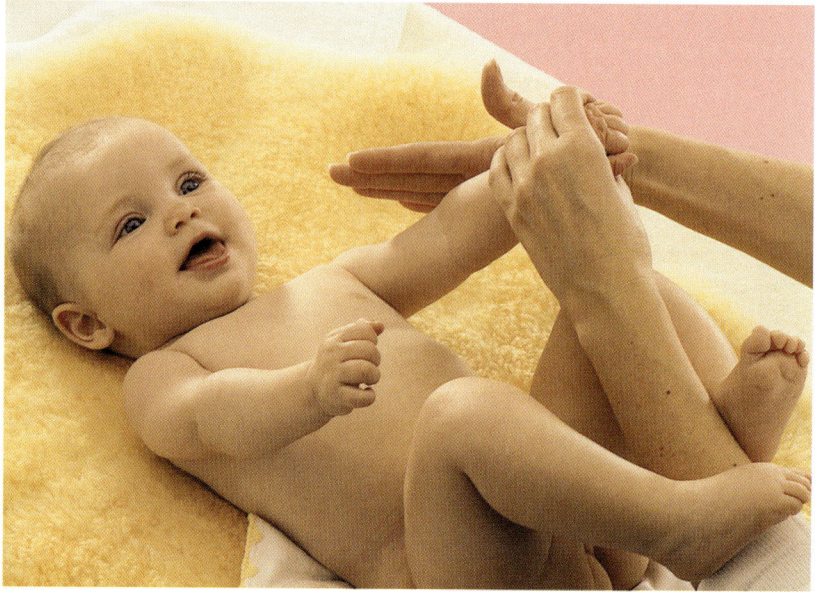

Das Ausklopfen des Armes

Massageanleitung

Sie halten den Arm Ihres Babys mit einer Hand fest, während die andere den Arm von der Schulter zur Hand ausklopft. Mit der flachen Hand geben Sie leichte Klapse von oben nach unten.

Wirkung

Auch hier wird, wie beim Ausklopfen der Beine, die Muskulatur gelockert. Klopfen Sie auch die Innenseite des Armes in beiden Richtungen aus.

Beachten Sie!

Nach dem Ausklopfen ist es ganz wichtig, das Ausstreichen zu wiederholen! Durch das Klopfen werden Energien freigesetzt und mit dem »Nach-unten-Streichen« werden negative Energien nach außen transportiert.

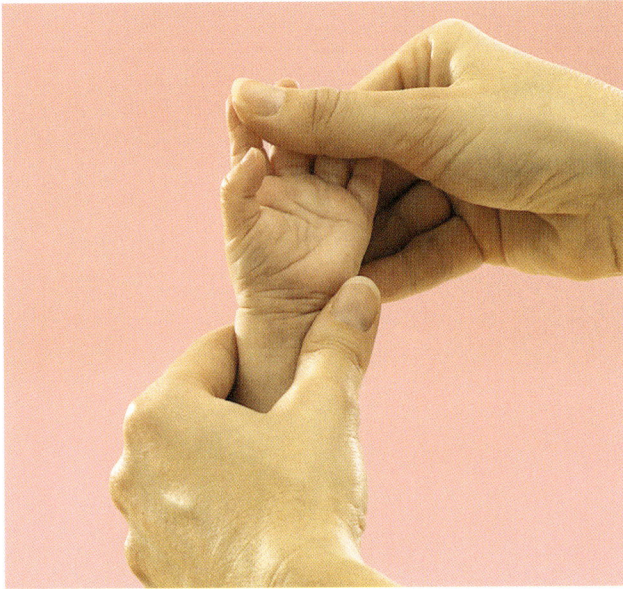

Das Aufstreichen der Hände

Massageanleitung

Wenn Ihr Kind es zulässt, öffnen Sie nun mit Ihrem Daumen die Hand des Babys. Machen Sie es ganz sanft und vorsichtig, oft wollen die Babys das Fäustchen nicht öffnen. Versuchen Sie es nie mit Gewalt, Sie können genauso gut über die kleine Faust streichen. Wenn Ihr Kind die Hand öffnet, massieren Sie mit dem Daumen seine Handinnenfläche.

Wirkung

Verkrampfungen in den Händen können gelockert werden. Wenn Ihr Kind ab und zu die Fäustchen öffnet, bekommt es eine ganz neue Wahrnehmung seiner Hände.

Das Öl an Ihren Händen reicht für die Handmassage noch aus

Mein persönlicher Rat:

Die Handmassage ist auch ohne Öl und ohne große Vorbereitungen möglich. Wenn Sie zum Beispiel beim Einkaufen an der Kasse stehen und Ihr Baby unruhig wird, können Sie mit der Handmassage manchmal wahre Wunder bewirken.

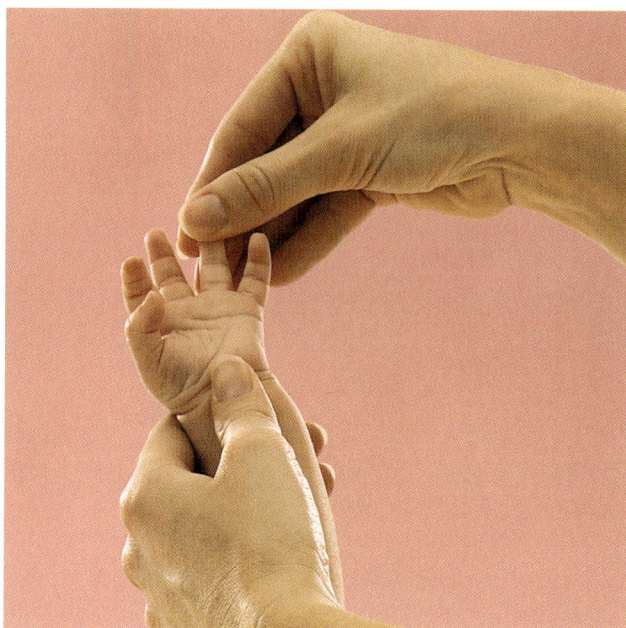

Finger ausstreichen

Jeden Finger
einzeln aus-
streichen

Massageanleitung

Weiter mit dem Daumen über die Handinnenfläche streichen, dabei jetzt aber jeden Finger einzeln massieren. Beim Daumen anfangen und beim kleinen Finger aufhören. Zupfen Sie auch mal an den Fingern oder rollen Sie die Fingerchen zwischen Ihrem Daumen und Zeigefinger hin und her.

Wirkung

So lernt Ihr Kind jedes seiner kleinen Fingerchen allmählich einzeln kennen.

Mein persönlicher Rat:

Ab dem dritten bis vierten Monat wird Ihr Baby großen Spaß daran haben, wenn Sie das Fingerzupfen mit dem »Pflaumenspiel« verbinden:

Das ist der Daumen,
der schüttelt die Pflaumen,
der hebt sie auf,
der bringt sie nach Haus –
und der Kleine isst sie alle, alle auf!

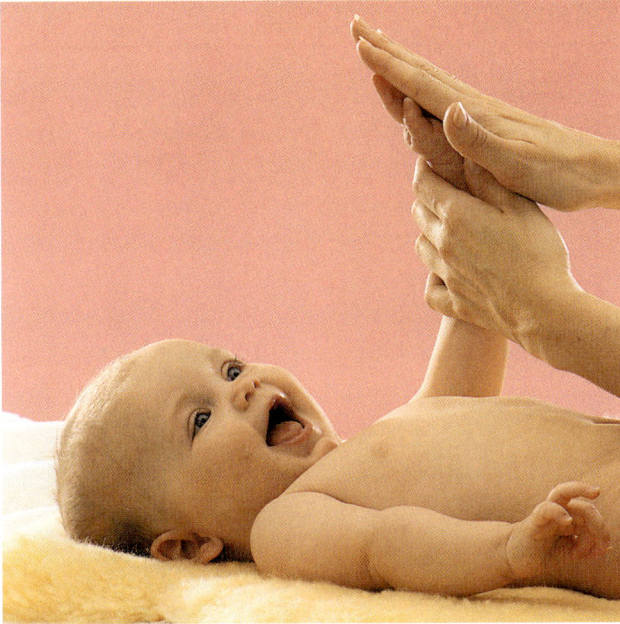

Handfläche an Handfläche

Massageanleitung

Mit einer Hand halten Sie das Händchen des Babys. Die freie Hand streicht mit der Handfläche über die Handfläche oder die Faust des Babys. Lassen Sie zum Abschluss Ihre massierende Hand wie bei der Fußmassage mit Schwung über den Kopf des Kindes fliegen. Ihr Baby wird Ihrer Hand mit den Augen folgen.

Wirkung

Wenn Ihr Baby so massiert wird, spürt es, wie angenehm es sich anfühlt, die Händchen ganz locker zu lassen.

Damit ist die Massage für den rechten Arm beendet. Nun ölen Sie den linken Arm ein und beginnen wieder mit dem »Melken des Armes«.

Mein persönlicher Rat:

◆ Auch hier gilt wie auch bei der Beinmassage: niemals nur einen Arm massieren.

◆ Ich streiche bei meinen Kindern meine Hand bis zum Ellenbogen über die Hand des Kindes.

42

Rückenmassage

Lesen Sie bitte die Tipps zur Bauchlage ab Seite 85

Legen Sie für die Rückmassage Ihr Baby auf dem Bauch, die Füßchen zeigen dabei zu Ihnen. Dies könnte am Anfang etwas problematisch werden, da die ganz Kleinen nicht so gerne auf dem Bauch liegen. Der Kopf ist einfach noch zu schwer, um ihn lange hochzuhalten. Und um den Kopf entspannt auf die Seite zu legen, ist alles rundherum im Raum zu interessant.

Bei der Massage wird die Rückenmuskulatur gestärkt, Verspannungen im Nackenbereich werden gelöst und die Entwicklung der Wirbelsäule wird positiv beeinflusst. Außerdem hilft die Rückenmassage indirekt bei Koliken und Blähungen, da der Bauch automatisch sanft mit massiert wird. Wenn Ihr Baby das Liegen auf dem Bauch gelernt hat, wird dies die beliebteste Massage sein, sie bringt die meiste Entspannung – wie wir es ja auch von uns selbst kennen.

BABYMASSAGE

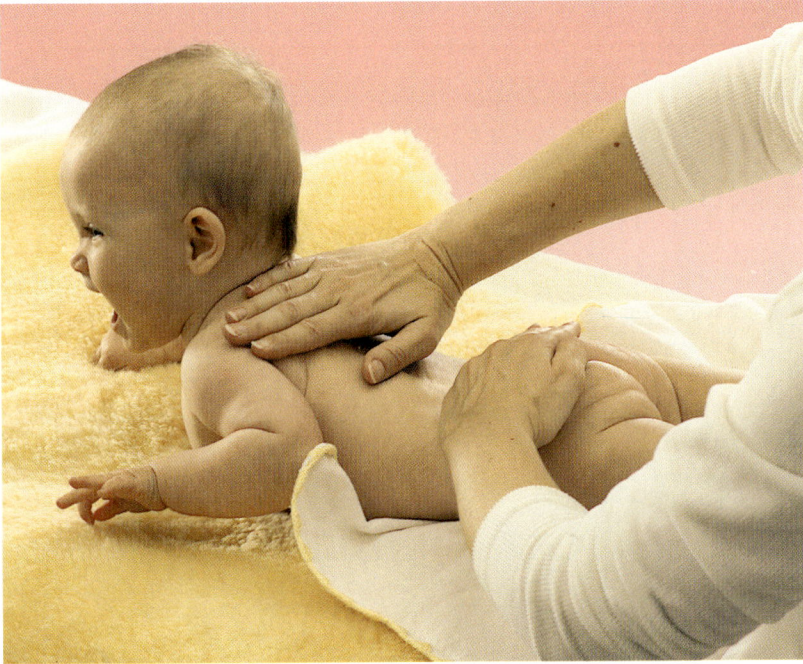

Das Wasserrad

Massageanleitung

Ölen Sie den Babyrücken bis zum Po ein.

Eine Hand ruht auf dem Po, die andere streicht vom Nacken nach unten (die Hände liegen quer zum Rücken), um dort die andere Hand abzulösen, die jetzt zart von oben nach unten streicht. Eine Hand sollte immer Kontakt zum Körper haben. Achten Sie auf ruhige, gleichmäßige Bewegungen.

Wirkung

Durch den sanften Druck von oben nach unten wird Ihr Baby fast reflexartig das Köpfchen heben.

Damit ist diese Massage auch eine gute Übung zur Stärkung der Nackenmuskulatur.

Ihr Baby wird bei dieser Massage das Köpfchen anheben

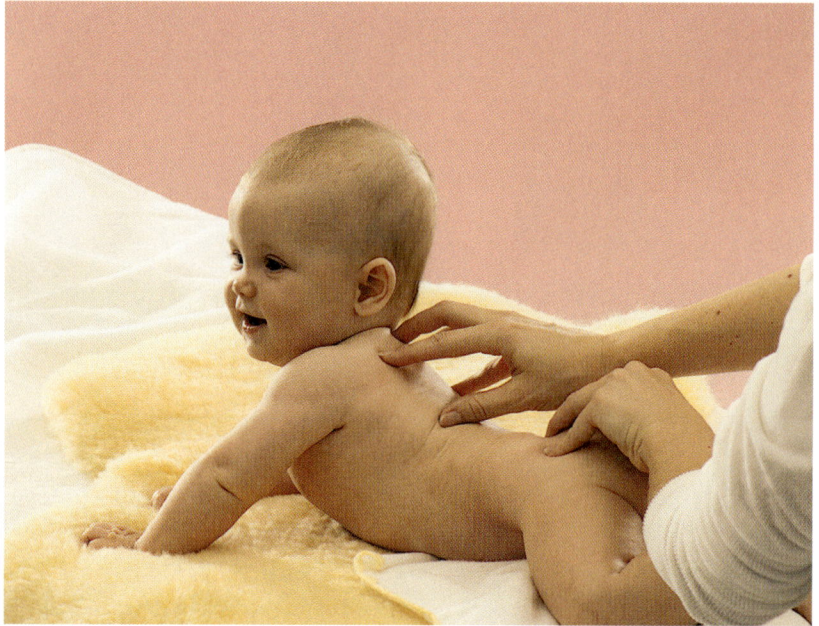

Das »Kämmen« des Rückens

Massageanleitung

Mit gespreizten Fingern käm-men Sie nun den Rücken vom Nacken bis zum Po. Die Finger-spitzen »hauchen« dabei ganz leicht und zart von oben nach unten. Die Hände arbeiten wie-der abwechselnd.

Wirkung

Auch hier wird Ihr Baby versu-chen, den Kopf zu heben. Die Sinneswahrnehmung wird ent-wickelt und die Kinder genießen den Rhythmus dieser Bewegung.

Beachten Sie!

Wenn Ihr Kind großen Spaß am Rückenkämmen hat, können Sie auch mit einer Babybürste oder mit einem rauhen Handtuch den Rücken von oben nach unten »aus-kratzen«.

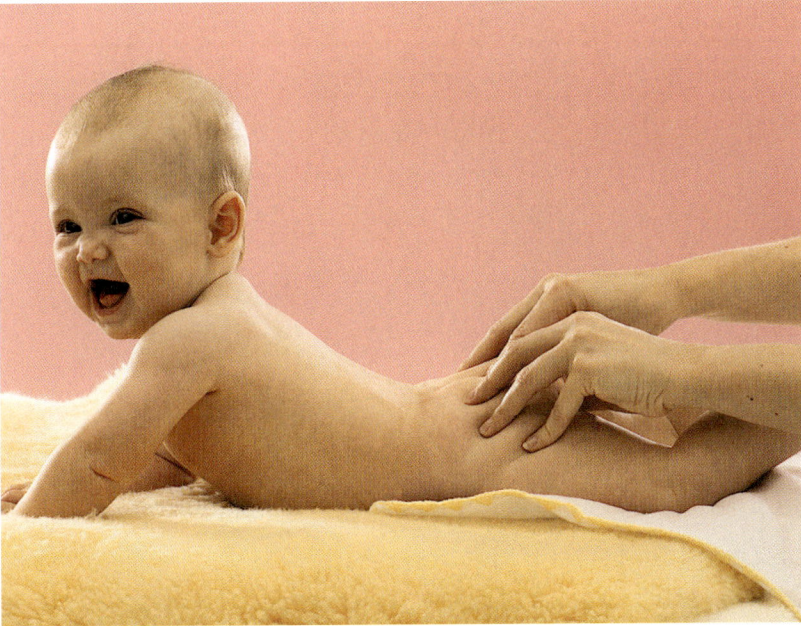

Die Pobacken lockern

Massageanleitung

Legen Sie beide Hände auf den Babypo und kneten Sie dann ganz sanft die Pobacken.

Dies ist eine ganz besonders zärtliche Übung, die Kinder genießen sie sehr. Je länger Sie kneten, desto deutlicher spüren Sie, wie sich die ganze Muskulatur lockert.

Wirkung

Die Gesäßmuskulatur wird gelockert. Auch für Erwachsene ist diese Massage sehr angenehm, wann denkt man auch schon mal an seinen Po, der ja im Sitzen einiges zu tragen hat.

Beachten Sie!

Sie können den Po auch lockern, indem Sie mit den Fingerspitzen ganz leicht die Pobacken ausklopfen oder ausstreichen.

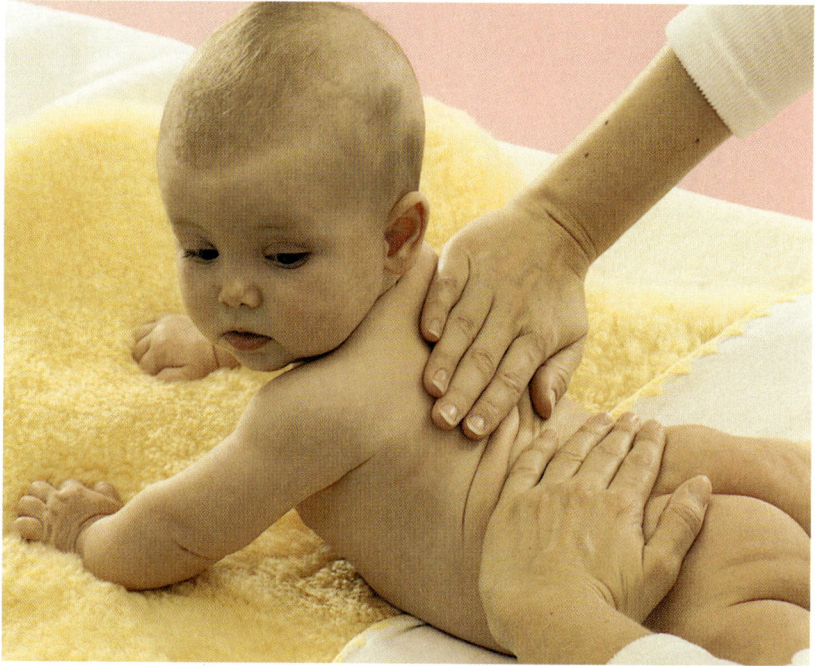

In Querrichtung massieren

Massageanleitung

Nun wird der Rücken noch in Querrichtung massiert. Legen Sie beide Hände quer auf den Rücken Ihres Babys und schieben sie sie gegenläufig hin und her. Die Hände wandern dabei langsam hinunter von den Schultern bis zum Becken.

Wirkung

Diese Massage sorgt für eine komplette Entspannung der Muskulatur. Der Rücken ist danach frei von Verkrampfungen.

Beachten Sie!

Es kann sein, dass Sie den Rücken vor dieser Massage noch einmal einölen müssen, da sie sonst für das Baby unangenehm sein könnte.

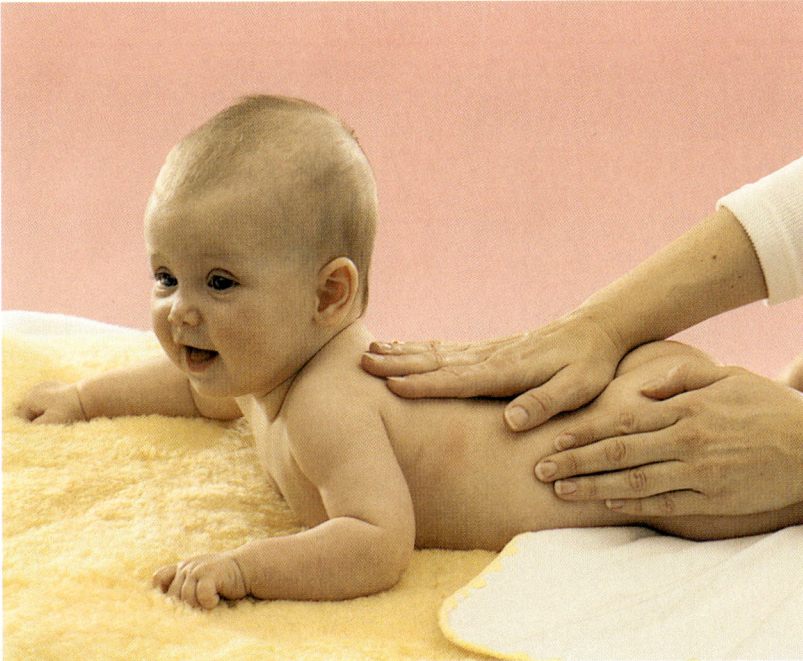

Diagonales Streichen

Massageanleitung

Jetzt streichen Sie mit der rechten Handfläche diagonal von der linken Pohälfte zur rechten Schulter und wieder zurück zum Po.

Dann mit der linken Handfläche von der rechten Pobacke zur linken Schulter und zurück. Eine Hand sollte auch hier immer am Körper liegen, während die andere Hand zärtlich massiert. Abwechselnd wiederholen Sie diese Bewegung, bis das Öl in die Haut eingezogen ist.

Wirkung

Das Baby lernt bei dieser Massage andere Streichbewegungen in einer ganz neuen Richtung kennen. Natürlich dient auch diese Massage der Entspannung.

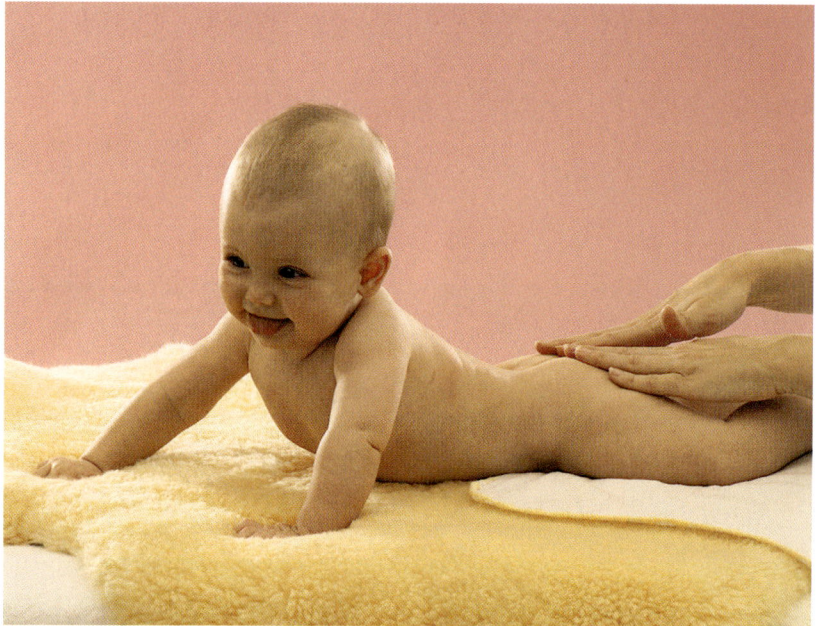

Das Ausstreichen der Rückseite

Massageanleitung

Zum Abschluss noch die Rückseite ausstreichen. Dabei streichen Sie mit beiden Handflächen gleichzeitig vom Kopf über Rücken, Po und Beine bis zu den Füßen. Oder auch von den Händen hoch zur Schulter und hinunter zu den Füßen.

Wirkung

Am Ende eines Massageabschnitts ist es für das Baby wichtig, seinen Körper als Ganzes zu spüren.

Beachten Sie!

Auch wenn Sie keine komplette Babymassage ausführen, denken Sie immer daran, zum Abschluss die ganze Körperseite auszustreichen. Vielleicht wollen Sie hierzu noch einmal ein wenig Öl nachgießen.

Kopf- und Gesichtsmassage

49

Legen Sie Ihr Baby jetzt wieder auf den Rücken. Reiben Sie Ihre Hände mit einem Tuch ab, falls sie noch zu ölig sind.

Bei dieser Massage werden Spannungen im Gesicht und auf der Kopfhaut gelöst, die Durchblutung wird gefördert.

Mit manchen Griffen können Sie Erkältungskrankheiten lindern und älteren Kindern, die über Kopfschmerzen klagen, hilft diese Massage auch oft.

Geben Sie nicht zu früh auf, wenn Ihr Kind diese Massage anfangs nicht akzeptiert. Durch die Geburt kann es sein, dass ihr Baby Kopfberührungen nicht leiden mag. Wenn Sie das Köpfchen Ihres Kindes streicheln, können Sie allmählich die negativen Erfahrungen, die mit Berührungen am Kopf verbunden sind, in positive verwandeln. So geben Sie Ihrem Baby ein Gefühl der Sicherheit und bald wird es auch die Kopfmassage zulassen.

Wenn Ihr Kind die Gesichtsmassage lieben gelernt hat, wird sie auch eine beruhigende Wirkung haben. Bei unruhigen Babys sollten Sie die Kopfmassage regelmäßig anwenden.

Nehmen Sie das Köpfchen Ihres Babys immer wieder in Ihre Hände, es bekommt so ein Gefühl von Sicherheit

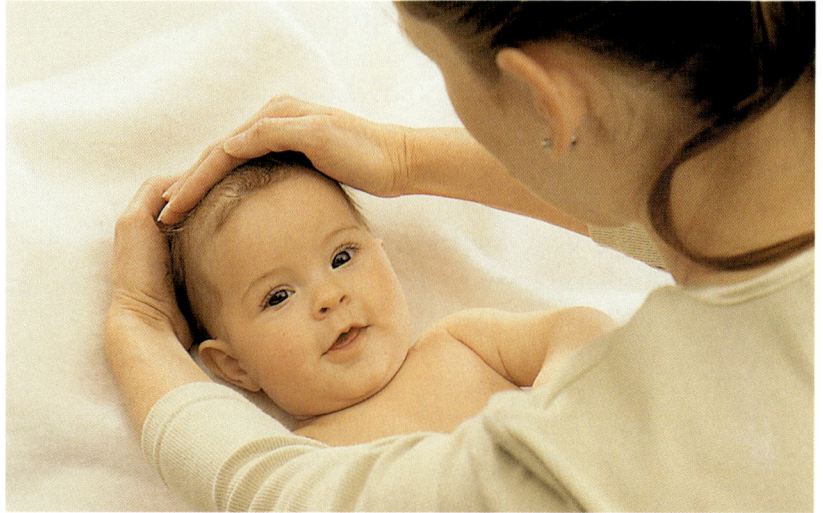

Das Ausstreichen des Kopfes

Massageanleitung

Legen Sie eine Hand auf die Mitte der Stirn, Ihre Finger zeigen dabei nach innen. Schieben Sie diese Hand nun nach hinten zum Hinterkopf, während Sie die andere Hand schon auf die Stirn legen. Jetzt immer abwechselnd die Hände nach hinten schieben. Der Bewegungsablauf ähnelt dem »Wasserrad« bei der Bauch- und Rückenmassage, es wird nur diesmal in die andere Richtung massiert.

Wirkung

Ein guter Beginn für die Gesichts- und Kopfmassage. So können Sie Ihr Baby auf angenehme Art und Weise auf die folgende Massage vorbereiten.

Mein persönlicher Rat:

Wenn Sie noch ölige Finger haben, können Sie bei dieser Übung die Kopfhaut ein wenig einfetten, oft löst sich dann auch der Milchschorf vom Köpfchen. Bei starkem, juckendem Milchschorf ölen Sie den Kopf vor dem Schlafengehen ein. Das Öl zieht über Nacht ein und am Morgen können Sie den Schorf mit einer Babybürste vorsichtig abbürsten.

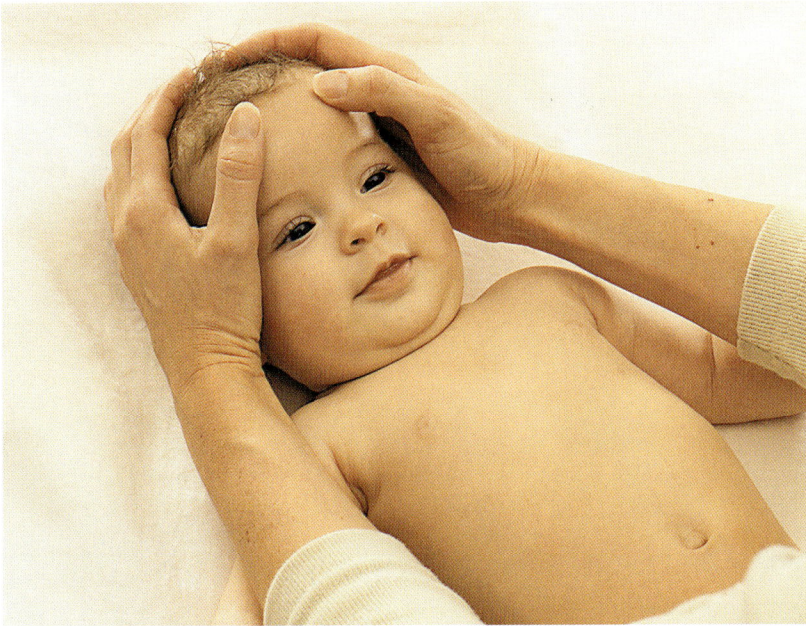

Stirn ausstreichen

Massageanleitung
Legen Sie Ihre Hände seitlich an den Kopf Ihres Babys, die Daumen treffen sich in der Mitte der Stirn.
Mit beiden Daumen nun gleichzeitig von der Mitte bis zu den Schläfen ausstreichen und dann bis zu den Ohren weiterstreichen.

Wirkung
Stirnfalten können so glatt gestrichen werden. Eine sehr entspannende Übung, vor allem für Babys, die eher skeptisch (also mit hochgezogener Stirn) die Welt betrachten.

Beachten Sie!

Die Hände ruhen die ganze Zeit seitlich am Kopf Ihres Babys, nur die Daumen bearbeiten zart und sanft die Stirn des Babys.

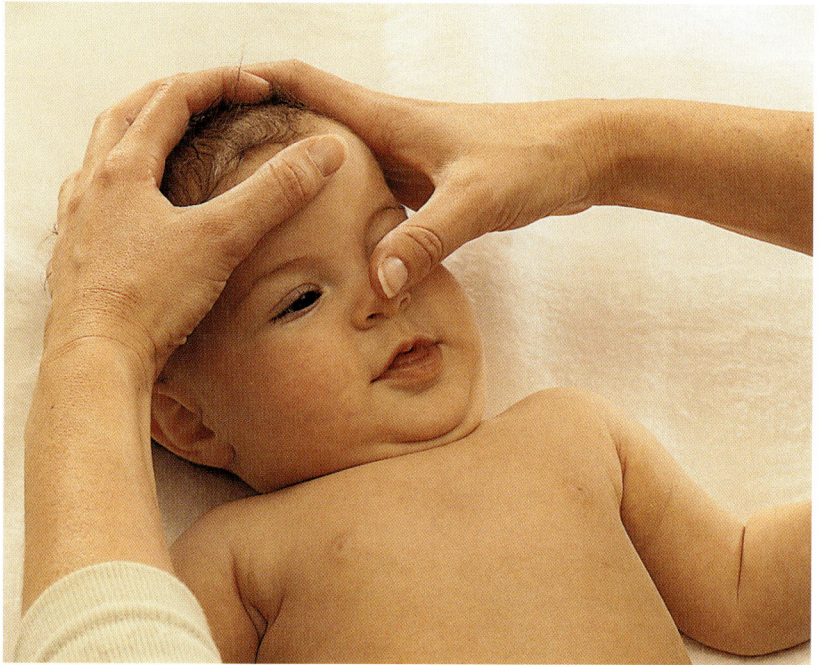

An der Nase herabstreichen

Massageanleitung

Die Hände ruhen seitlich am Kopf. Die Daumen streichen abwechselnd von der Stirnmitte über den Nasenrücken hinab zur Nasenspitze oder seitlich zu den Nasenflügeln.

Wirkung

Eine gute Massage bei Erkältungskrankheiten.

Bei Schnupfen sollte diese Bewegung mehrmals täglich ausgeführt werden, der Nasenschleim wird so nach draußen transportiert und kann sich nicht festsetzen.

Beachten Sie!

Effektiver wird die Massage, wenn Sie mit beiden Daumen gleichzeitig zu den Nasenflügeln bis seitlich zu den Wangen hinabstreichen.

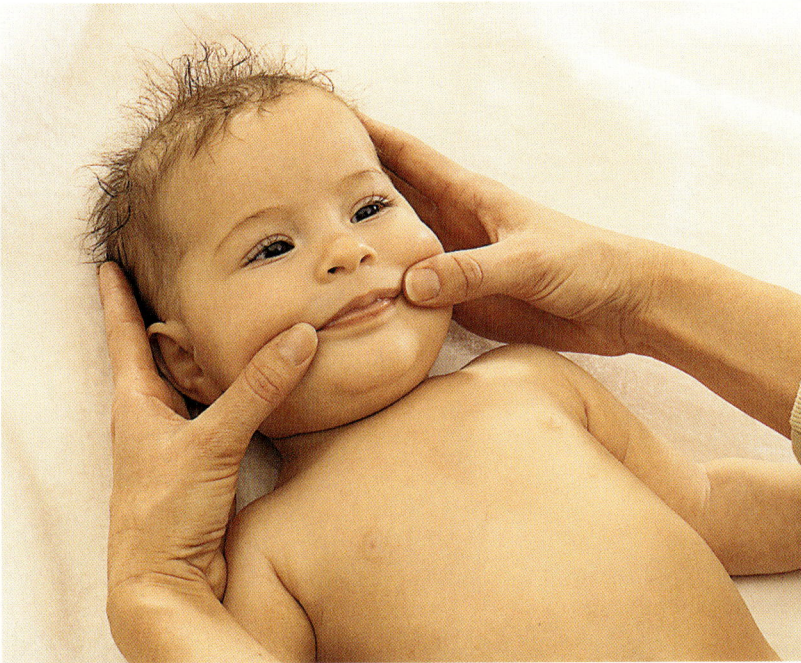

Ein Lächeln zaubern

Massageanleitung

Setzen Sie nun beide Daumen rechts und links neben den Mundwinkeln an und ziehen Sie diese leicht nach außen: Ein Lächeln entsteht ...

Wirkung

Bei Babys, die oft ihre Lippen zusammenpressen, kann so wunderbar die Mundregion gelockert werden.
Vielleicht lächelt Ihr Baby Sie bald auch schon von ganz alleine an.

Beachten Sie!

Während die Daumen arbeiten, bleiben die Hände seitlich am Kopf liegen um dem Baby ein Gefühl von Sicherheit und Geborgenheit zu vermitteln.

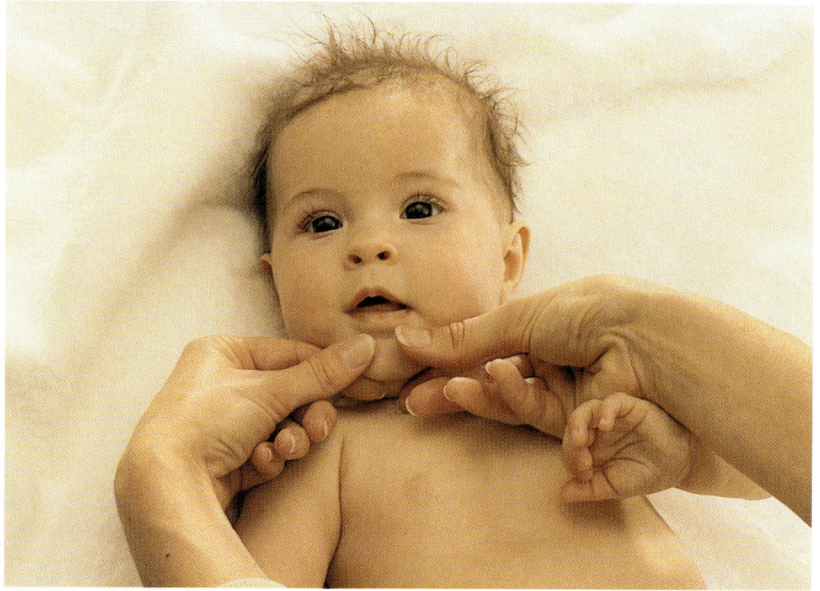

Das Kinn kneten

Massageanleitung

Kneten Sie das Kinn Ihres Babys mit den Spitzen von Daumen und Zeigefinger sanft und gründlich. Kneten Sie dann weiter den Kiefer entlang, bis Sie fast bei den Ohrläppchen angelangt sind. Mehrmals hin- und herkneten.

Wirkung

Eine gute Hilfe, wenn die Kinder Probleme mit dem Zahnen haben.

Beachten Sie!

Auch die folgende Massage lindert Zahnungsbeschwerden:
Von außen Druck ausüben auf den Ober- und Unterkiefer, indem Sie mit dem Daumen kleine Kreise rundherum massieren. Diese beiden Massagen sollten Sie bei Problemen mit den Zähnen so oft wie möglich anwenden.

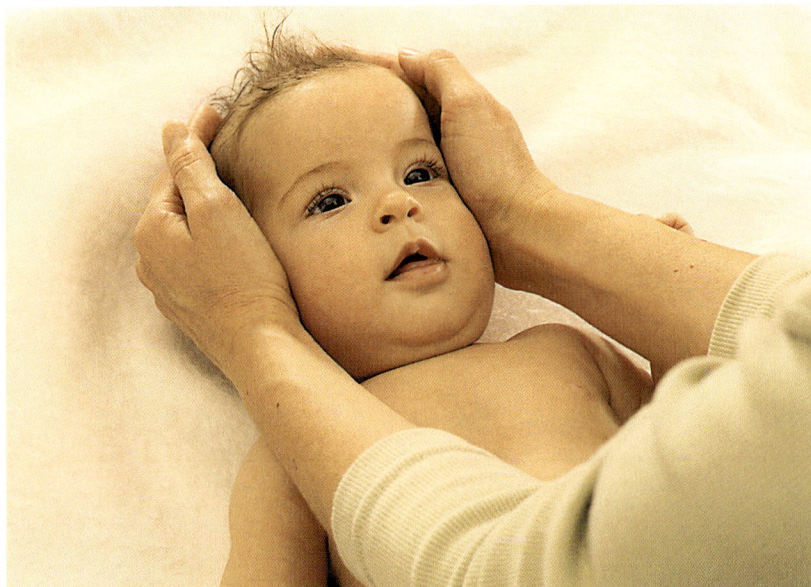

Über den Kopf zum Kinn

Massageanleitung

Zum Abschluss noch einmal mit beiden Handflächen über den Kopf streichen, rechts und links um die Ohren herum, seitlich am Hals entlang zum Kinn.

Wirkung

Für Ihr Baby ist diese Streichung ein schöner Abschluss der Kopfmassage. Nach mehreren Massagen wird Ihr Kind auch wissen, dass nach diesem Streichen die Kopfmassage beendet ist.

Zum zärtlichen Abschluss der Massage nehmen Sie Ihr Kind auf den Arm und streicheln es am ganzen Körper. Wenn Sie mögen, singen Sie ein leises Lied dazu. Und ein dicker Kuss darf auch nicht fehlen

Beachten Sie!

Wenn Ihr Kind die Streichungen am Kopf genießt, können Sie die komplette Kopf- und Gesichtsmassage an den Anfang setzen. Auch bei der Reihenfolge gilt: Richten Sie sich immer danach, was für Sie und Ihr Kind am angenehmsten ist.

DIE BABYMASSAGE AUF EINEN BLICK

Brust- und Bauchmassage

❏ **Das »Öffnen« der Brust mit den Daumen**

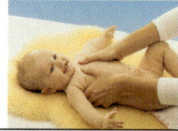

❏ **Das »Öffnen« der Brust mit den Handflächen**

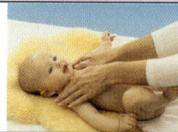

❏ **Die Sonne auf den Bauch malen**

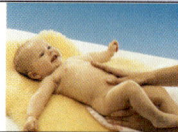

❏ **Um den Bauchnabel herum spazieren gehen**

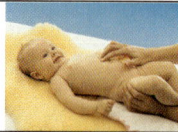

❏ **Das Wasserrad**

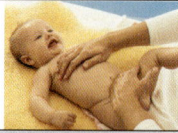

❏ **Der Schmetterling**

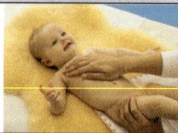

❏ **Das Ausstreichen des Unterbauches**

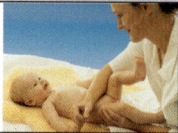

DIE BABYMASSAGE AUF EINEN BLICK

Bein- und Fußmassage

❑ **Das »Melken«**
   des Beines

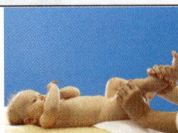

❑ **Das »Auswringen«**
   des Beines

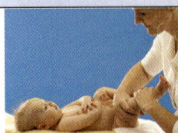

❑ **Das Ausstreichen**
   des Beines

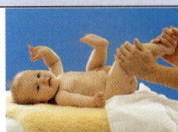

❑ **Das Ausklopfen**
   des Beines

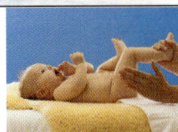

❑ **Fuß mit**
   dem Daumen
   ausstreichen

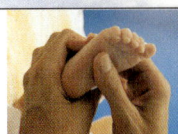

❑ **Zehen**
   ausstreichen

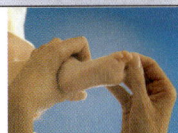

❑ **Fuß mit**
   der Handfläche
   ausstreichen

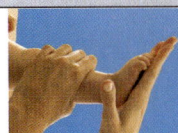

57

DIE BABYMASSAGE AUF EINEN BLICK

Arm- und Handmassage

❑ Das »Melken«
des Armes

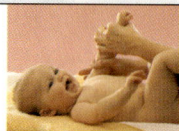

❑ Das »Auswringen«
des Armes

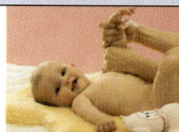

❑ Das Ausstreichen
des Armes

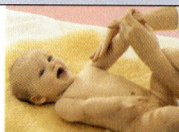

❑ Das Ausklopfen
des Armes

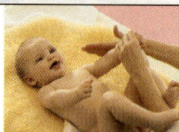

❑ Das Aufstreichen
der Hände

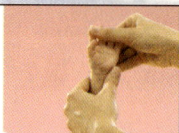

❑ Finger
ausstreichen

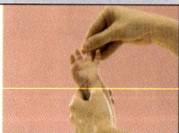

❑ Handfläche an
Handfläche

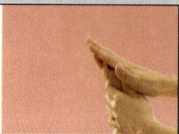

DIE BABYMASSAGE AUF EINEN BLICK

Rückenmassage

❑ Das Wasserrad

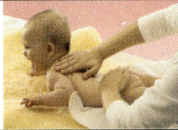

❑ Das »Kämmen« des Rückens

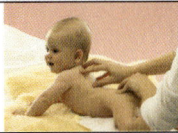

❑ Die Pobacken lockern

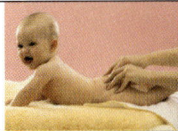

❑ In Querrichtung massieren

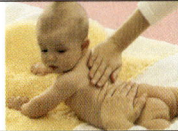

❑ Diagonales Streichen

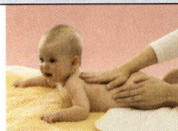

❑ Das Ausstreichen der Rückseite

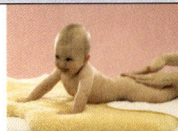

Kopf- und Gesichtsmassage

❑ Ausstreichen des Kopfes

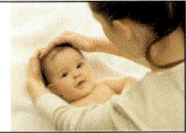

❑ Stirn aus- streichen

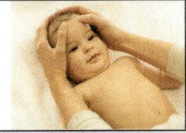

❑ An der Nase herabstreichen

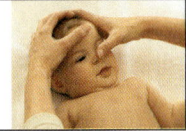

❑ Ein Lächeln zaubern

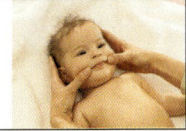

❑ Das Kinn kneten

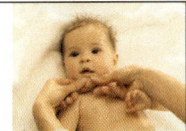

❑ Über den Kopf zum Kinn

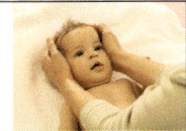

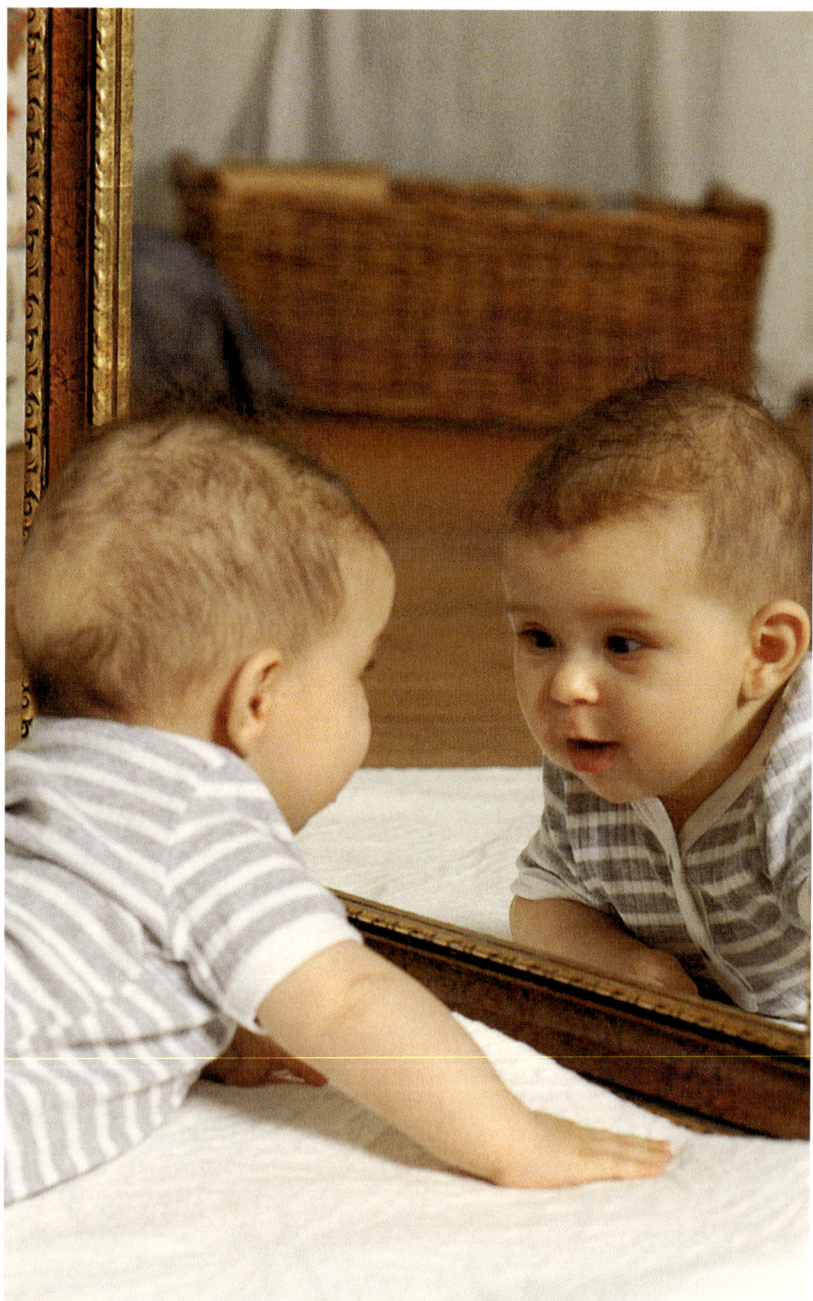

Bewegung, Lieder, Spiele

Yogaähnliche Übungen

Die folgenden Bewegungsübungen lassen sich gut an die Massage anschließen, wenn Ihr Kind noch Lust hat dazu.

Sie können diese Übungen aber auch ganz unabhängig von der Massage ausführen.

Beginnen Sie mit dem »Turnen« im zweiten oder dritten Monat. Wahrscheinlich wird Ihr Baby viele Monate Spaß daran haben.

Morgens hat Ihr Kind wahrscheinlich Lust auf schnellere Bewegungen, wenn es aber nach der Massage oder nach einem Bad oder einem anstrengenden Tag müde ist, sollten die Übungen ruhiger »geturnt« werden. Ob Sie diese Bewegungsübungen eher flott oder ruhig ausüben, sie müssen auf jeden Fall sanft und liebevoll durchgeführt werden.

Je älter die Kinder sind, desto mehr Spaß werden sie an den flotteren Übungen haben.

Die Übungen erinnern an das Hatha-Yoga. Diese besondere Yogaform kann auch schon bei Babys angewendet werden. Das große Ziel von Hatha-Yoga ist die Harmonisierung, d. h. Körper und Geist sollen in Einklang gebracht werden.

Durch die gegensätzlichen Bewegungen in jeder Übung werden Stoffwechsel und Verdauung angeregt, die Muskeln werden gedehnt und gespannt, die Beweglichkeit der Gelenke wird gesteigert. Verspannungen am ganzen Körper lösen sich. Und das alles mit viel Spaß für Sie und Ihr Baby!

Richten Sie sich auch bei den Bewegungsübungen im Tempo ganz nach Ihrem Baby

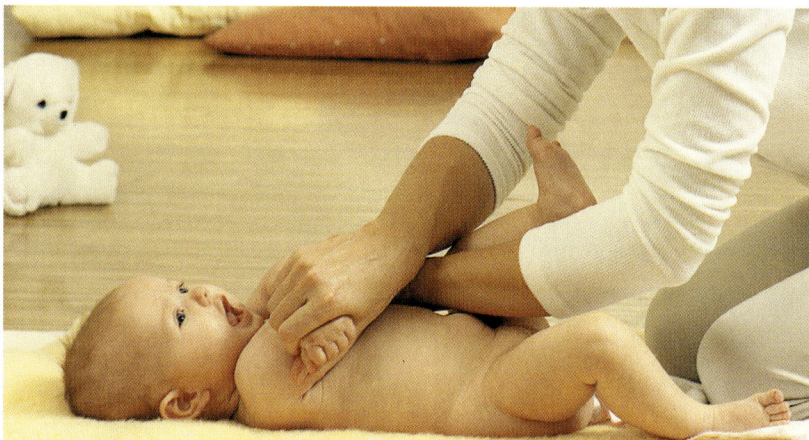

Arme

Bewegungsablauf

Ihre Hände bleiben stets an den Handgelenken Ihres Kindes

Umfassen Sie mit Ihren Händen die Handgelenke des Babys. Kreuzen Sie nun beide Arme eng vor seiner Brust, dann strecken Sie beide Arme weit zur Seite. Immer wieder kreuzen und strecken, etwa vier bis sechs Mal. Achten Sie beim Kreuzen darauf, dass mal der rechte, mal der linke Arm oben liegt.

Wirkung

Hier werden Spannungen im Rücken gelöst und die Atmung wird vertieft.

Mein persönlicher Rat:

Um die Übung noch interessanter zu machen, können Sie außerdem die Arme nach oben strecken (»So groß ist mein Baby«) und dann wieder kreuzen.

Beachten Sie!

Ist Ihr Baby noch nicht bereit zu den Streckübungen, so kreuzen Sie nur die Arme auf der Brust. Kurze Zeit die Spannung halten und dann die Spannung wieder lösen, indem Sie der leichten Bewegung der Arme nach vorne nachgeben.

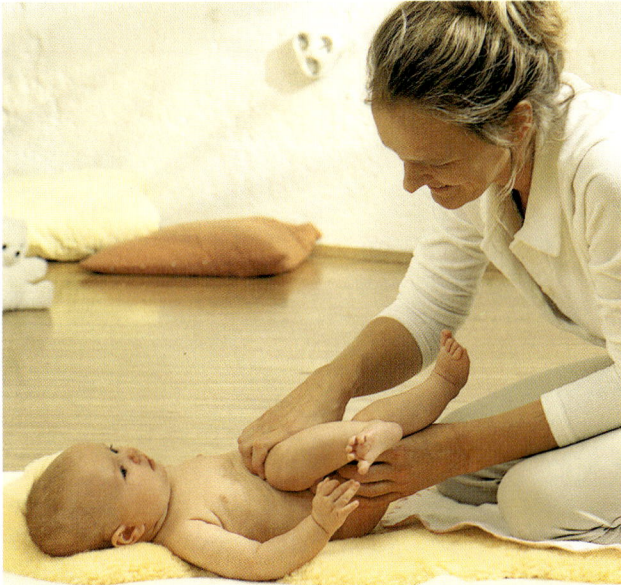

Beine

Bewegungsablauf

Umfassen Sie mit Ihren Händen von unten die Oberschenkel Ihres Babys. Drücken Sie nun abwechselnd ein Knie nach oben Richtung Bauchnabel, der Oberschenkel berührt dabei den Unterbauch des Kindes und das Knie ist gebeugt.

Mehrmals die Knie abwechselnd nach oben bringen. Sprechen Sie dazu den »Strampelvers« (Seite 70).

Wirkung

Becken und Kreuzbein werden entspannt.
Durch das Hochdrücken der Beine wird Ihr Kind gut Luft ablassen können.

Bei Blähungen eine hervorragende Übung

Beachten Sie!

Sie können auch beide Beine gleichzeitig langsam in Richtung Oberkörper führen. Spannung kurz halten und locker lassen.

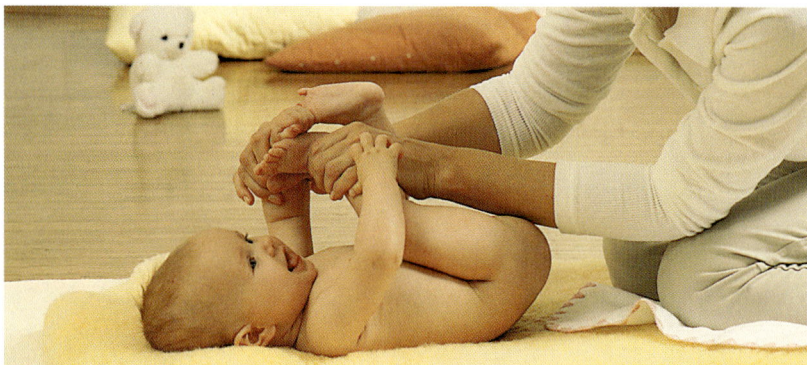

Arme und Beine

Bewegungsablauf
Nehmen Sie das linke Fußgelenk Ihres Babys in Ihre rechte
Hand und den rechten Arm des
Babys in Ihre linke Hand. Führen Sie Arm und Bein so zusam-
men, dass sich Fuß und Hand des
Babys berühren. Mehrere Male
wiederholen, dann wechseln Sie
die Seiten. Versuchen Sie auch
einmal, Hand und Knie zusam-
menzuführen (dabei den Oberschenkel von unten umfassen).

Wirkung
Ihr Baby wird großen Spaß
daran haben, dass es sich selbst
berühren kann.

Beachten Sie!

Wenn Ihr Baby bei dieser Übung
locker und entspannt mitturnt,
probieren Sie auch die folgende
Übung. Umfassen Sie das linke
Fußgelenk des Babys mit der linken
Hand und das rechte Handgelenk
mit Ihrer rechten. Führen Sie jetzt
den linken Fuß zur rechten Schulter
und die rechte Hand zum Becken.
Dann wiederholen Sie die Übung
seitenverkehrt.
Nach dieser Übung sollte unbedingt das Strecken folgen: den Arm
nach oben strecken und das Bein
nach unten. Seitenwechsel und
Wiederholung. So wird die ganze
Wirbelsäule erst gedehnt und dann
entspannt.

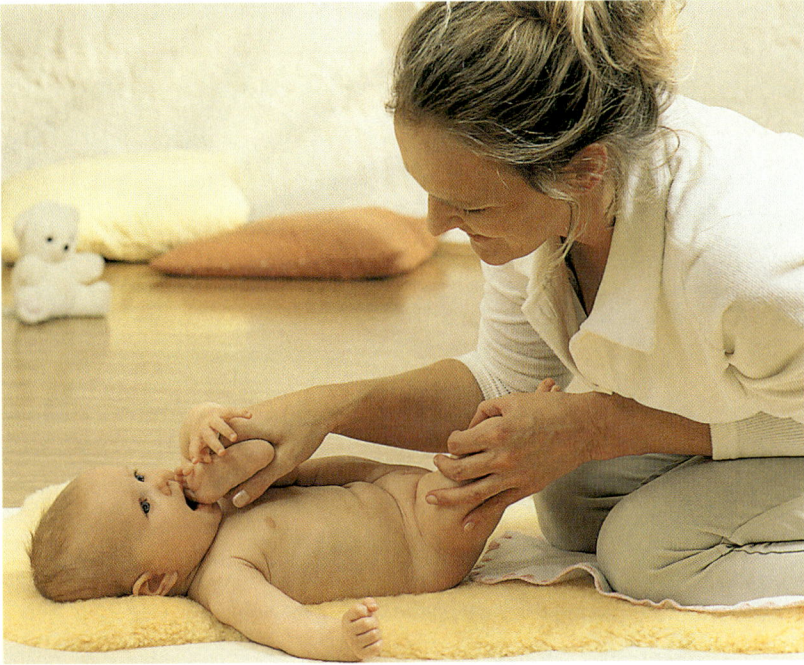

Fuß und Mund

Bewegungsablauf
Nehmen Sie ein Fußgelenk des Babys in Ihre Hand und führen Sie den Fuß vorsichtig zum Mund des Kindes, jede Seite mehrmals. Halten Sie die Spannung einige Sekunden, und wenn Ihr Baby Spaß hat, können Sie auch den großen Zeh in den Mund Ihres Kindes stecken.

Wirkung
Auch hier wird Ihr Baby großen Spaß daran haben, sich selbst zu spüren.
Diese Bewegungsübung fördert die Beweglichkeit des Hüftgelenks.

Schon bald wird Ihr Baby diese Übung auch alleine turnen

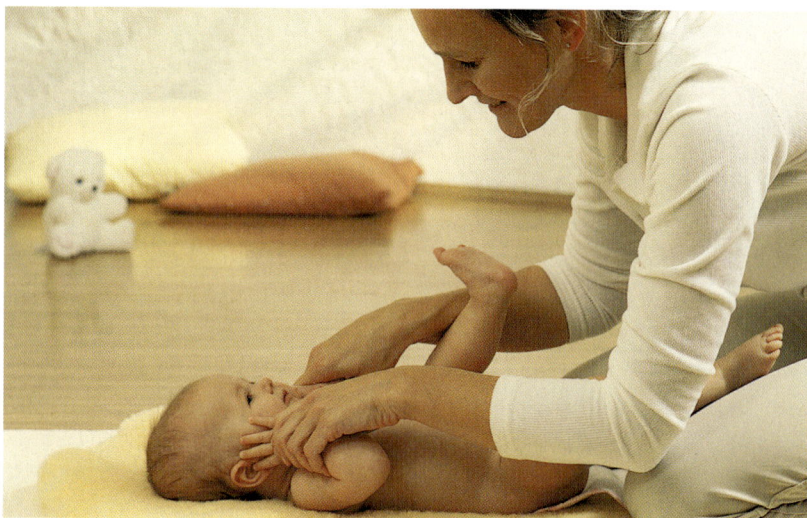

Hand und Kopf

Anleitung zum Bewegungsablauf

Nehmen Sie beide Handgelenke Ihres Kindes in Ihre Hände und führen sie die Hände hoch zum Kopf des Babys. Die Babyhände sollen nun über den Kopf und das Gesicht streicheln, vielleicht öffnen sich die Händchen auch und Ihr Baby streichelt sich mit den Handinnenflächen.

Wirkung

Für Ihr Baby wird es eine ganz neue Erfahrung sein, sich selbst zu streicheln.

Mein persönlicher Rat:

Nehmen Sie die Hände Ihres Babys und lassen Sie sich von ihm im Gesicht streicheln.
Das wird für Sie beide eine zärtliche Massage sein.

Beachten Sie!

Sie können die Hände auch abwechselnd zum Kopf hochheben, mal wird die rechte Seite gestreichelt, mal die linke.

Lieder, Verse, Spiele

Lieder und Spiele gehören zum Programm der Babymassage. Erstens prägt sich die Abfolge der Übungen so besser ein, zweitens wird Ihr Baby viel Spaß dabei haben und drittens kann man es auch mal gut ablenken, wenn es gerade keine Lust hat, massiert zu werden. In meinen Kursen singen wir zu Beginn immer ein Begrüßungslied, zwischen den einzelnen Massageabschnitten wird gesungen und ein Abschlusslied gehört natürlich auch dazu.

Es werden immer die gleichen Lieder gesungen. Kinder lieben und brauchen Rituale, daher ist es wichtig, immer dasselbe zu singen oder zu spielen. Ihr Baby wird mit einigen wenigen Liedern zufrieden sein. Überfordern Sie es nicht.

Vielleicht fallen Ihnen auch Lieder aus Ihrer Kinderzeit ein. Und wenn Sie selbst gar nicht singen mögen, können Sie die Verse auch sprechen, der Rhythmus und die gebundene Sprache wirken auch ohne Melodie.

Schließlich gibt es auch zahlreiche Musik-Entspannungskassetten und CDs, mit denen Sie sich ein kleines Programm für Ihre Babymassage zusammenstellen können.

Zehn kleine Finger (nach der Melodie von »Alle meine Entchen«)

Zehn kleine Finger,
die haben ein Problem,
die haben ein Problem:
Sie haben keine Augen und können gar nichts seh'n.

Zehn kleine Finger
das kann ich dir schwören,
das kann ich dir schwören:
Die haben keine Ohren und können gar nichts hören.

Zehn kleine Finger,
die sind ganz gesund,
die sind ganz gesund:
Obwohl sie gar nichts essen, sie haben keinen Mund.

Zehn kleine Finger
hoppeln wie der Hase,
hoppeln wie der Hase:
Doch schnuppern wie er tun sie nicht, sie haben keine Nase.

Zehn kleine Finger,
die können dich beschützen,
die können dich beschützen:
Und wenn sie richtig toben, dann fangen sie an zu schwitzen.

Joachim Stüpp

Wenn Ihr Kind auf dem Rücken liegt, lassen Sie Ihre Finger über dem Gesicht des Babys zappeln. Bei den einzelnen Strophen können Sie abwechselnd auf Ihre Augen, Ohren, Mund und Nase zeigen oder auf die des Kindes. Zur letzten Strophe können Sie Ihr Baby am ganzen Körper streicheln.

Dieses Lied kann man gut nach dem Aufwärmen der Hände singen, also bevor Sie mit der Babymassage beginnen.

Wie das Fähnchen

Wie das Fähnchen auf dem Turm
sich kann dreh'n bei Wind und Sturm,
so soll sich mein Händchen dreh'n,
dass es eine Lust ist anzuseh'n.

Bei diesem kurzen Vers halten Sie Ihre Hand gut sichtbar über den Kopf des Kindes. Drehen Sie Ihre Hand hin und her wie eine Fahne im Wind.

Backe, backe Kuchen

Backe, backe Kuchen,
der Bäcker hat gerufen.
Wer will guten Kuchen backen,
der muss haben sieben Sachen:
Eier und Salz, Butter und Schmalz,
Milch und Mehl. Safran macht den Kuchen gehl.

Hier können Sie über dem Köpfchen Ihres Kindes in die Hände klatschen.

Strampelvers

Guten Morgen, ihr Beinchen,
wie heißt ihr denn?
Ich heiße Hampel
und ich heiße Strampel.
Ich bin das Füßchen Tunichtgut
und ich das Füßchen Übermut.
Tunichtgut und Übermut
gehen auf die Reise.
Patsch – durch tiefe Sümpfe
nass sind Schuh und Strümpfe.
Kommt die Mama (der Papa) um die Eck',
laufen beide ganz schnell weg.

Diesem Vers sollten Sie einen festen Platz in Ihrem Massageprogramm geben; schon den Jüngsten macht er Spaß und ältere Kinder lieben ihn immer noch.
Drücken Sie die Beine Ihres Kindes abwechselnd nach oben (Knie zum Bauchnabel). Wie auf Seite 63 schon beschrieben, können bei dieser Übung Blähungen entweichen.

Wenn Sie gerne singen, können Sie das Spiel von Seite 70 auch mit dem folgenden Lied spielen:

Zeigt her Eure Füße

Zeigt her eure Füße, zeigt her eure Schuh,
und sehet den fleißigen Babys zu:
Sie strampeln, sie strampeln, sie strampeln den ganzen Tag,
sie strampeln, sie strampeln, sie strampeln den ganzen Tag.

Zeigt her eure Füße, zeigt her eure Schuh,
und sehet den fleißigen Babys zu:
Sie wandern, sie wandern, sie wandern den ganzen Tag,
sie wandern, sie wandern, sie wandern den ganzen Tag.

Zeigt her eure Füße, zeigt her eure Schuh,
und sehet den fleißigen Babys zu:
Sie turnen, sie turnen, sie turnen den ganzen Tag,
sie turnen, sie turnen, sie turnen den ganzen Tag.

Krabbelspiel

Geht ein Mann die Treppe rauf,
klingelt an,
klopfet an.
Guten Tag, Herr Nasemann.

Dieses Spielchen kennen Sie sicher noch aus Ihrer eigenen Kinderzeit.
Mit Ihren Fingern am Arm des Babys »hochkrabbeln«, am Ohr ziehen, leicht auf die Stirn klopfen und die Nase begrüßen.

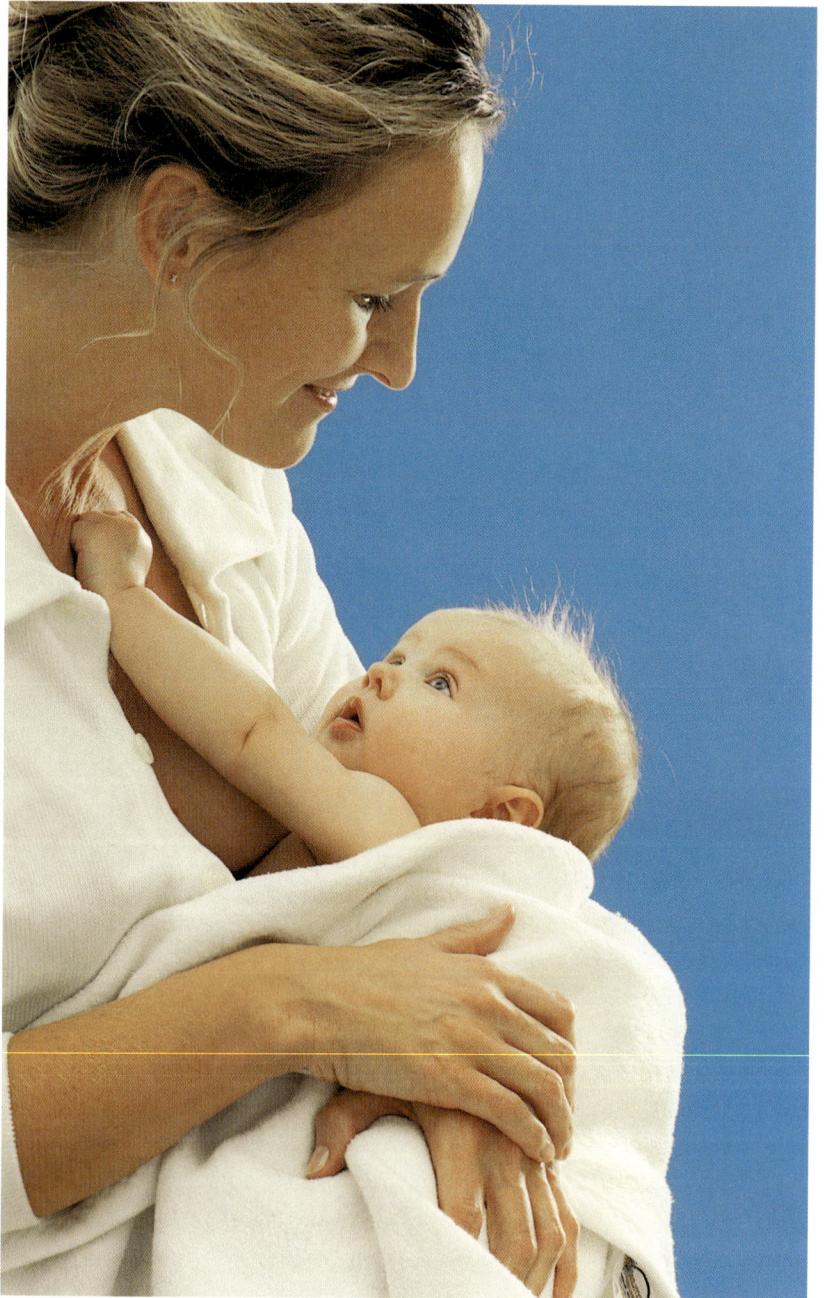

Probleme im Alltag
mit dem Baby

Wenn der Bauch wehtut

Viele Babys haben Blähungen oder die gefürchteten Dreimonatskoliken. Wahrscheinlich liegt der Grund für diese Beschwerden in
dem noch nicht ausgereiften Verdauungstrakt. Aber auch im Säug-
lingsalter können psychische Belastungen schon »Bauchschmerzen machen«.

◆ Von der Bauchmassage sind besonders die »Sonne«, das »Wandern um den Bauchnabel«, das »Wasserrad« und das Ausstreichen mit dem Unterarm hilfreich. Massieren, spielen und turnen Sie diese Übungen zwei- bis dreimal täglich. Auch das
  Beinchenspiel (Seite 70) und die Turnübung von Seite 63 sollten Sie ausprobieren.
  Wenden Sie aber diese Übungen und auch die noch folgende
  Fußreflexzonenmassage nie im Akutfall an, der Bauch Ihres
  Babys ist dann hart und verkrampft und kann
  keine Berührung vertragen. Während der Koliken
  sind Nähe und Liebe das Wichtigste für Ihr Kind.
◆ Tragen Sie es im »Fliegergriff« auf Ihrem Unter-
  arm, legen Sie ruhige Musik auf, damit Sie selbst
  auch entspannter werden (Schreien strapaziert die
  Nerven …).
◆ Sie können dabei mit Ihrer freien Hand den Rü-
  cken sanft massieren, dies ist dann die indirekte
  Bauchmassage.
◆ Legen Sie Ihrem Baby ein warmes Kirschkern-
  säckchen auf den Bauch (erhältlich in Bioläden,
  Reformhäusern oder auch in vielen orthopädi-
  schen Geschäften).

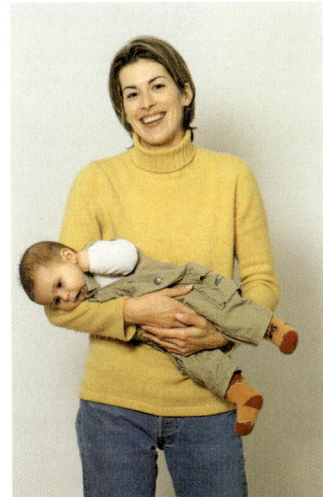

◆ Der Badeeimer »Tummy-Tub« hilft auch sehr (in Babyläden erhältlich). Die Babys sitzen in diesem Eimer in embryonaler Stellung und fühlen sich geborgen, weil sie rundherum einen Halt spüren, wie im Bauch der Mutter.
Sie fühlen sich wohl, entspannt und der Bauch ist entkrampft. Diese Stellung hilft den Kleinen, »Luft abzuladen«, oft blubbert es so wie im Whirlpool. Lassen Sie sich das Baden im Eimer zei-

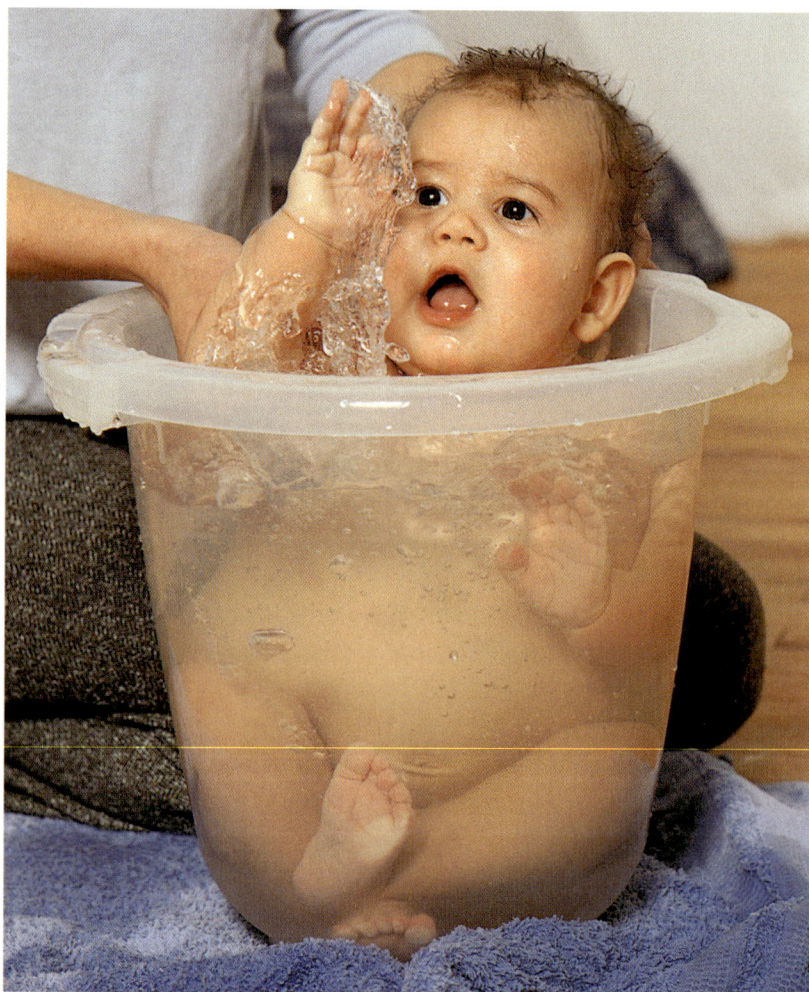

gen oder besorgen Sie sich hierzu eine Videokassette (erhältlich dort, wo es den »Tummy-Tub« gibt).

◆ Wenn Sie noch stillen, trinken Sie viel Fencheltee, Fenchel-Kümmel-Tee oder Fenchel-Kümmel-Anis-Tee (in Apotheken, lose oder als Aufgussbeutel.) und/oder geben Sie Ihrem Kind einige Schlückchen über den Tag verteilt aus der Flasche.

◆ Kümmelzäpfchen sind eine gute Hilfe.

◆ Kümmelsalbe oder Windsalbe (auch erhältlich in Apotheken) auf den Bauch massieren mit der erlernten Massagetechnik.

Denken Sie immer daran: Ihr Baby will Sie nicht ärgern! Bauchschmerzen lassen sich auf dem Arm oder im Tragetuch einfach leichter aushalten als allein im Bettchen.

Aber immer gilt: Wenn Sie unsicher sind, sollten Sie unbedingt Ihren Kinderarzt aufsuchen.

Eine Fußmassage gegen Bauchschmerzen

An den Fußsohlen enden zahlreiche Nerven, die mit dem ganzen Körper und seinen Organen in Verbindung stehen. Deshalb kann man mit bestimmten Massagetechniken am Fuß verschiedene Organe erreichen. Wenn Ihr Baby oft Bauchbeschwerden hat, sollten Sie die Fußreflexzonenmassage für den Verdauungstrakt und besonders den Dickdarm ausprobieren. Um etwas zu bewirken, sollte diese Massage ein- bis zweimal täglich ausgeführt werden. Sie können Sie auch sehr gut mit in die Ganzkörpermassage einbauen, nur sollten Sie dann das Ausstreichen der Füße auslassen.

Beginnen Sie die Massage immer mit warmen Händen (siehe Seite 17). Kalte Hände empfinden die Babys als sehr unangenehm. Beginnen Sie die Massage immer mit der »Harmonisierung«. Ihr Baby liegt auf dem Rücken, seine Füße zeigen zu Ihnen.

Nehmen Sie die Füße Ihres Kindes in Ihre Hände, Ihre rechte Hand umfasst den linken Fuß, Ihre linke den rechten Fuß. So stellen Sie »Harmonie«, also den Einklang zwischen Ihrem Kind und sich, her.

Am Anfang und Ende der Massage immer die Füße des Babys mit den Händen umfassen – auch wenn Sie mittendrin abbrechen

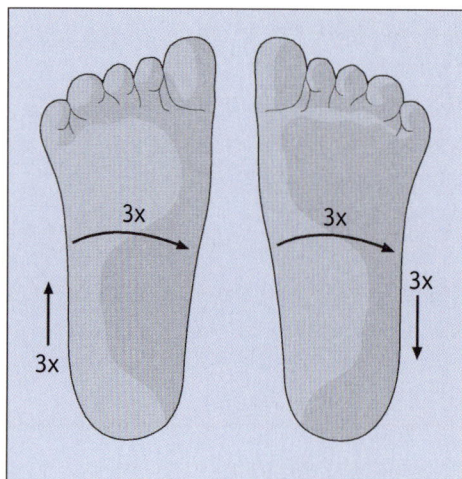

Sie vermitteln Ruhe und Sicherheit, das Baby wird auf die Massage vorbereitet.

Wenn Ihr Baby während der Massage stark weint, brechen Sie ab und schließen wieder mit der Harmonisierung. Die Zeichnung macht deutlich, dass nur um die Fersen herum massiert wird.

Sie beginnen mit dem rechten Fuß des Babys. Umfassen Sie mit Ihrer linken Hand den Unterschenkel des Kindes und arbeiten Sie mit der rechten Hand. Der linke Fuß darf jetzt noch ein bißchen »rumhampeln«.

◆ Mit dem Daumen Ihrer rechten Hand streichen Sie an der Fußaußenseite nach oben bis zur Mitte des Fußes. Diese Streichung machen Sie bitte dreimal.

◆ Nun von der Mitte der Fußaußenseite mit dem Daumen quer streichen bis zur Fußinnenseite, auch dreimal.

Jetzt darf das rechte Füßchen hampeln. Umfassen Sie nun mit Ihrer rechten Hand den linken Unterschenkel des Babys. Und massieren Sie weiter am linken Fuß. Hier beginnen Sie mit dem Streichen des Daumens von der Mitte des Fußes (Innenseite) quer zur Außenseite, auch dreimal streichen.

◆ Danach folgt das Streichen der Fußaußenseite, diesmal von oben nach unten. Auch hier in der Mitte der Fußaußenseite beginnen. Und wieder dreimal.

◆ Kompliziert klingt diese Massage nur beim ersten Lesen. Beim Blick auf die Zeichnung wird deutlich, wie einfach die Streichungen sind: Wir malen sozusagen Halbkreise um die Fersen, und zwar rechtsherum. Genauso verläuft der Dickdarm! Wir machen also nichts anderes, als den Verlauf des Dickdarmes auf den Füßen nachzustreichen. So wie wir die Sonne auf den Bauch malen (siehe Seite 21), so malen wir nun die Sonne auf die Füße des Babys.

◆ Führen Sie diesen Teil der Massage insgesamt dreimal aus.

Beginnen Sie mit dem zweiten Teil der Massage wieder am rechten Fuß Ihres Babys.

◆ Dreimal an der Fußaußenseite bis zur Mitte hochstreichen.
◆ Von der Fußaußenseite zur Innenseite streichen Sie jetzt nicht, sondern Sie drücken Ihren Daumennagel mehrmals leicht in die Fußsohle des Kindes und wandern so zur Innenseite hinüber.
◆ Nun machen Sie am linken Füßchen weiter. Wieder drücken Sie den Daumennagel Ihrer Hand leicht in die Mitte der Fußsohle, diesmal wandern Sie von der Fußinnenseite zur -außenseite, dreimal.
◆ Schließlich noch an der Außenseite des Fußes dreimal nach unten zur Ferse streichen.
◆ Auch diesen kompletten Teil der Übung dreimal ausführen.

Die Fußreflexzonenmassage endet, wie sie begonnen hat, mit der »Harmonisierung«. Nehmen Sie dafür beide Füße Ihres Kindes in Ihre Hände und halten Sie die Füßchen einige Minuten fest.

Ihre Daumennägel müssen für diese Massage unbedingt kurz geschnitten sein

Hilfe beim Zahnen

Die ersten Zähnchen können eine Qual sein, müssen aber nicht. Bei jedem Kind verläuft es anders. Der erste Zahn kann schon im dritten Monat kommen oder aber erst mit zehn oder zwölf Monaten. Oft ist es so, dass die Zähne in den Kiefer einschießen, ohne das Zahnfleisch zu durchbrechen. Es kann dann noch lange dauern, bis das erste Zähnchen zu sehen ist, Ihr Kind hat aber schon Zahnungsbeschwerden.

Das Zahnen kann begleitet sein von Fieber, Infektanfälligkeit und vermehrter Verdauung bis hin zum Durchfall. Manche Kinder schreien auch scheinbar grundlos heftig auf und hören dann genauso schnell wieder auf – ein ziemlich sicheres Zeichen für das Zahnen. All dies muss nicht passieren, aber wenn Ihr Baby sich beim Zahnen sehr herumplagt, helfen vielleicht die folgenden Tipps:

◆ Sie können das Zahnfleisch massieren. Waschen Sie sich vorher gründlich die Hände. Mit Ihrem Daumen fest über das Zahnfleisch streichen. Dort, wo es sich dick und hart anfühlt, mit stärkerem Druck massieren. Lassen Sie Ihr Kind ruhig auf Ihrem Daumen herumbeißen, es wird ihm gut tun.

◆ Vielleicht bringt auch ein Teil der Gesichtsmassage Linderung: Die Massageübungen finden Sie auf Seite 54.

◆ Homöopathische Mittel (z. B. »Osanit Globuli« aus der Apotheke) sind ein sehr gutes zusätzliches Mittel. In Extremfällen können diese Kügelchen jede Viertelstunde gegeben werden.

◆ Spezielle Salben (Dentinox aus der Apotheke) können auf die betroffene Stelle einmassiert werden. Sie wirken betäubend und damit schmerzlindernd. Allerdings enthalten diese Salben auch Zucker oder Zuckerersatzstoffe. Und sie betäuben die Zungenspitze oft mit, weil die Zunge zwangsläufig mit der Salbe in Berührung kommt.

Auch hier gilt wieder: Ruhe bewahren, Geduld und Verständnis zeigen.

Schnupfen ärgert Babys sehr

Manchmal geht es (fast) ohne Medizin.

◆ Mit Teilen der Gesichtsmassage (Seite 52) können Sie Ihrem Baby helfen: Ihre Hände liegen seitlich an den Schläfen. Die Daumen nun seitlich vom Nasenrücken an den Nasenflügeln vorbei bis zur Wange hinabstreichen.

Zusätzlich noch rechts und links direkt unterhalb der Nasenflügel mit den Zeigefingern leicht drücken und vibrieren.

◆ Besorgen Sie sich eine Pipette (z. B. von einer leeren Nasentropfenflasche) und träufeln Sie damit ein wenig Muttermilch oder isotonische Kochsalzlösung (Apotheke) in die Nase des Säuglings.

◆ Füllen Sie in ein Gefäß kochend heißes Wasser, geben Sie einen Tropfen Teebaumöl hinein, und stellen Sie dieses in die Nähe des Kinderbettchens. So kann Ihr Kind inhalieren und der Schleim wird gelöst. Auch bei Husten hilft das Teebaumöl.

◆ Babix-Tropfen (aus der Apotheke) können ebenfalls in ein Gefäß mit heißem Wasser gegeben werden, das Sie neben dem Kinderbettchen aufstellen. Sie können aber auch direkt einen Tropfen auf den Schlafanzug des Babys träufeln.

◆ Reiben Sie ein bisschen Majoranbutter (erhältlich in Apotheken) unter die Nase, das löst den Schleim und Ihr Baby bekommt wieder besser Luft.

Unser Baby schläft zu wenig

Manche Kinder brauchen viel Schlaf, manche weniger. Das muss man sich immer wieder sagen. Selbst Säuglinge brauchen nicht immer so viel Schlaf, wie wir Eltern meinen. Man kann die Babys nicht zum Schlafen zwingen. Ihr Baby muss in der ersten Zeit seines Lebens erst einmal lernen, Tag und Nacht zu unterscheiden. Sie können Ihrem Baby aber helfen, seinen Rhythmus zu finden. Der Wechsel vom Wachen zum Schlaf wird leichter, wenn Sie die folgenden Punkte befolgen:

◆ Tagsüber sollte Ihr Kind in einem leicht abgedunkelten Raum liegen, nachts soll der Raum dunkel sein, evtl. können Sie ein kleines Licht brennen lassen (z. B. eine Steckdosen-Nachtlampe). So kann Ihr Baby langsam den Unterschied zwischen Tag und Nacht erfahren. Nachts sollten Sie ruhig und leise mit ihm umgehen und wenig oder gar nicht sprechen.

◆ Gewöhnen Sie sich und Ihr Kind an ein regelmäßiges, liebevolles Abendritual. Die Babymassage könnte dazugehören. Besonders die Arm- und Beinmassagen wirken sehr entspannend und lassen Ihr Baby müde werden. Singen Sie danach jeden Abend das gleiche Lied, geben Sie Ihrem Baby ein Kuscheltier oder Schmusetuch, vielleicht auch den Nucki, mit ins Bettchen und legen Sie es dann sanft hin. Der Schnuller hat immer einen beruhigenden Effekt und das Saugbedürfnis vieler Babys wird befriedigt.

Auch bei Auffälligkeiten im Schlafverhalten ist es wichtig, eine Hebamme oder einen Arzt zu informieren

◆ Lassen Sie Ihr Baby nicht in einem zu warmen Zimmer schlafen, 18° bis 20° Celsius reichen völlig aus.

◆ Auch ein besonderer Duft kann Teil des Einschlafrituals sein. Lassen Sie sich ein kleines Fläschchen mit Lavendel-, Zirbelkiefer-, Orangen- und Fenchelöl in der Apotheke mischen. Ein bis zwei Tropfen davon geben Sie in das Wasser einer Duftlampe.

Ein paar Worte zum Tragen

Wer sein Kind in der ersten Zeit seines Lebens viel trägt, vermittelt ihm Nähe und Geborgenheit. Dass man es nicht den ganzen Tag ununterbrochen auf dem Arm tragen kann, ist auch klar. Wenn aber ein Baby diese Zuwendung benötigt, sollten Sie das häufige Tragen in Kauf nehmen Es gibt allerdings auch Kinder, die zufrieden sind, wenn sie sich nur in der Nähe von Mutter oder Vater befinden, z. B. auf einer Decke oder einem Fell auf dem Fußboden. Wenn Ihr Baby aber ein »Tragekind« ist, gewinnen Sie mit einem Tragetuch oder einem Tragesack viel Bewegungsfreiheit für sich – und Sie können sich auch einem älteren Kind widmen, während Sie das Baby tragen.

Mit einem guten Tragetuch (z. B. von Lotties oder Didymos, Adressen finden Sie auf Seite 93) kann man dies recht gut meistern. Achten Sie beim Kauf unbedingt darauf, dass das Tuch ohne Chemie gefärbt wurde. Lassen Sie sich das Binden des Tuches und die Tragetechnik gut beim Kauf oder von einer Hebamme zeigen. Versuchen Sie es nicht alleine, das macht Sie nur unsicher. Oft sitzt das Tuch nicht richtig, Sie und Ihr Kind sind unglücklich und die falsche Trageweise schadet Ihrem Kind. Aber in einem gut gebundenen Tuch können Sie Ihr Kind bedenkenlos tragen.

Anstatt des Tuches können Sie auch einen Tragesack verwenden, achten Sie dabei aber bitte darauf, dass Ihr Kind gerade und stabil in dem Tragesack sitzt.

Den Kinderwagen sollten Sie deshalb nicht abschaffen, denn das flache Liegen auf dem Rücken ist für Ihr Baby immer noch das Beste.

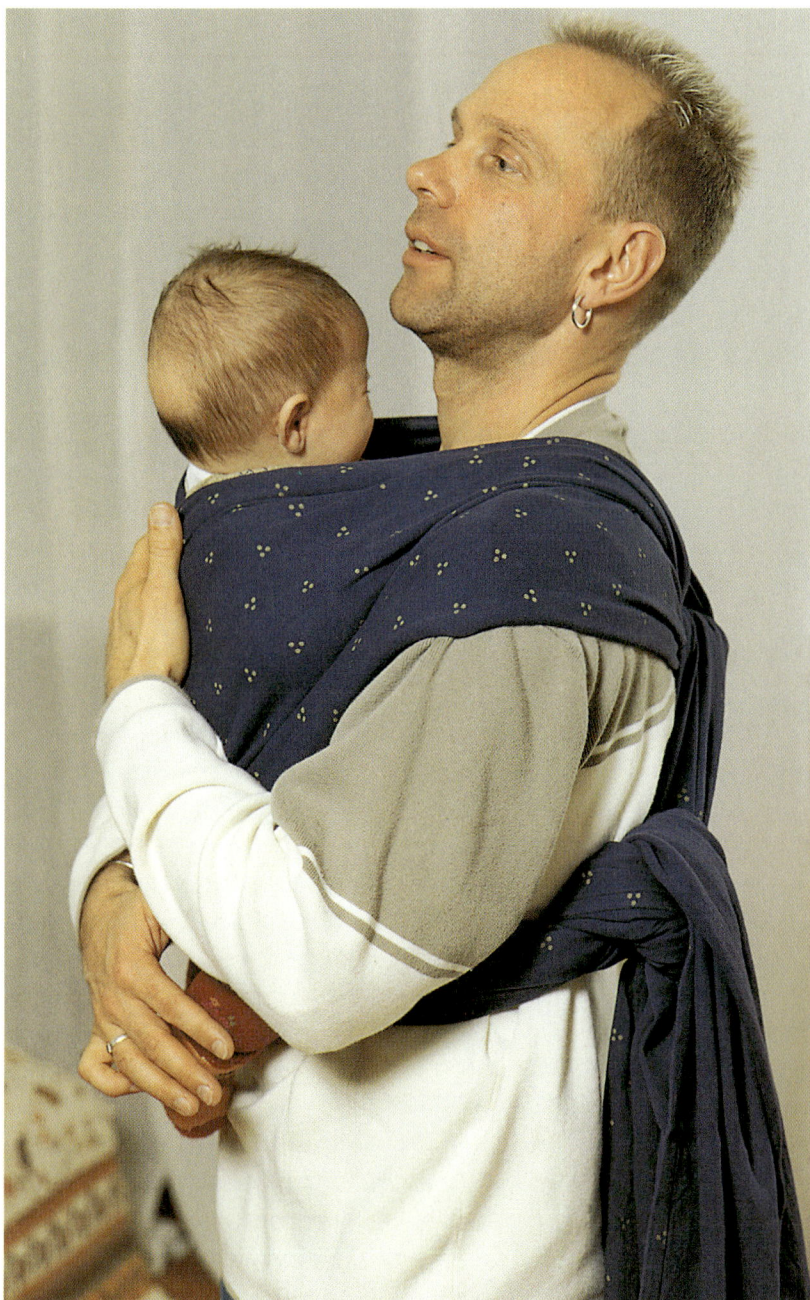

Lassen Sie sich nicht verunsichern. Im ersten halben Jahr braucht Ihr Baby besonders viel Zärtlichkeit, Wärme und Zuneigung. Es kommt aus einem geborgenen, wohl bekannten und warmen Ort und muss sich nun in der großen Welt zurechtfinden. Geben Sie ihm alles, was Sie geben können, Ihr Baby dankt es Ihnen. Und wenn Sie es verwöhnen, was spricht dagegen? Sie geben Ihrem Baby doch nur, was es braucht: Liebe.

Wenn das Baby wenig trinkt

Manche Babys haben einfach wenig Hunger. Oft kann man das auch akzeptieren, denn in der Regel holen sich Babys, was sie brauchen. Wenn Ihr Baby aber nur sehr langsam zunimmt oder sogar abnimmt, sollten Sie unbedingt Ihren Arzt um Rat fragen.

Hier folgen ein paar Tipps, um Ihrem Kind das Essen und Trinken schmackhafter zu machen:

◆ Versuchen Sie, einen Abstand von drei Stunden zwischen den Mahlzeiten einzuhalten. Wenn Sie Ihr Kind nach zwei Stunden schon wieder füttern, ist die letzte Mahlzeit noch nicht richtig verdaut. Die Nahrung von vor zwei Stunden vermischt sich dann mit der frischen Milch, das führt häufig zu Blähungen, Völlegefühl und Appetitlosigkeit.

◆ Hat Ihr Kind allerdings ein hohes Schlafbedürfnis und verschläft einige Mahlzeiten, dann sollten Sie es alle drei bis vier Stunden wecken, um ihm Nahrung anzubieten. Wenn es dann allmählich kräftiger und munterer wird, findet es seinen eigenen Rhythmus.

◆ Gehen Sie mit Ihrem Baby oft an die frische Luft, denn zu viel Wärme macht schläfrig und träge.

◆ Nehmen Sie sich Zeit für jede einzelne Mahlzeit. Ich weiß, dass das oft schwer umzusetzen ist, aber Ihr Baby spürt, wenn Sie in Eile sind. Vielleicht sollten Sie für zwei oder drei Wochen alle Termine absagen und sich ganz viel Zeit für Ihr Kleines nehmen. Besonders die Mahlzeiten sollten Sie ruhig und entspannt angehen. Mit größeren Geschwistern ist das nicht immer leicht, aber versuchen Sie doch, Ihrem »großen« Kind eine Puppe und eine Flasche zu geben, damit es auch füttern kann. Oder stellen Sie einen Wecker und erklären Sie Ihrem Kind, dass es Sie wieder stören darf, wenn der Wecker geklingelt hat. Manchmal unterschätzen wir, wie verständig Kinder sein können.

◆ Wenn Sie stillen, achten Sie auf Ihre Ernährung. Erkundigen Sie sich bei Ihrer Hebamme, welche Nahrungsmittel Sie unbedingt meiden sollten. Viele Babys mögen z. B. den Knoblauchgeschmack in der Muttermilch überhaupt nicht.

Eine Massage, die Appetit macht und die Abwehrkräfte stärkt

◆ Bei »trinkfaulen« Babys hilft oft eine Bürstenmassage, die nicht nur für Appetit sorgt, sondern auch das Immunsystem stärkt und somit vor Erkältungskrankheiten schützt. Gerade in der kalten Jahreszeit hat sich diese Massage bewährt. Auch hier gilt wieder: Regelmäßigkeit wird etwas bewirken.

Wenn Ihr Baby wenig Appetit hat, versuchen Sie es mit der Bürstenmassage

Auch für diese kurze Massage (Dauer etwa zehn Minuten) brauchen Sie einen warmen Ort. Ihr Baby liegt auf dem Rücken nackt vor Ihnen. Sie benötigen eine weiche Babybürste oder einen dicken Kosmetikpinsel und außer dem Öl alle Utensilien, die Sie auch sonst für die Babymassage bereitlegen.

Die Bürstenmassage ist für Säuglinge etwa ab der achten Lebenswoche geeignet. Sie regt die Durchblutung und den Appetit an, wirkt anregend auf die Sinne und vermittelt Ihrem Kind ein ganz neues Körpergefühl. Zudem wird Sie Ihnen beiden großen Spaß bereiten. Man beginnt am Kopf und endet auf der Rückseite.

◆ Bürsten Sie Ihrem Baby erst einmal den Kopf. Am Scheitel anfangen und abwechselnd nach rechts und links Richtung Ohr bürsten.

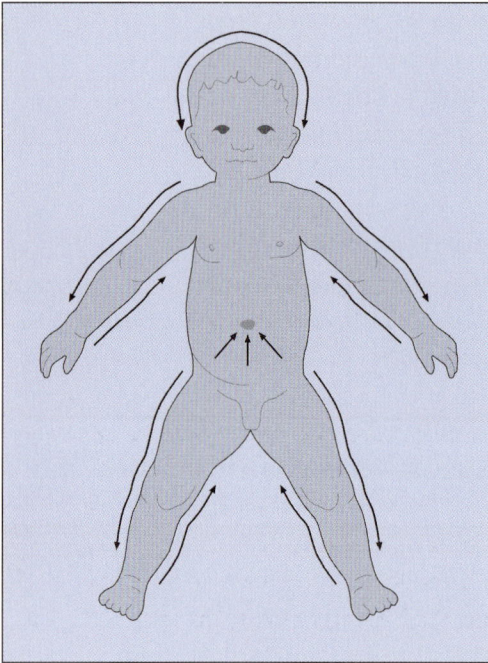

◆ Nun konzentrieren Sie sich auf eine Körperhälfte und streichen auf dieser Seite mehrmals vom Scheitel seitlich hinunter zur Schulter.

◆ Dann einige Male vom Hals über die Schulter, Ober- und Unterarm hin zur Hand, immer wieder von oben nach unten ausbürsten.

◆ Als Nächstes nun die Innenseite des Armes mit der Bürste hinauffahren bis zur Mitte des Oberarmes.

◆ Seitlich am Rumpf von oben nach unten bis zur Hüfte bürsten,

◆ und schließlich auch seitlich vom Oberschenkel nach unten zum Fuß.

◆ An der Innenseite des Beinchens nun vom Fuß nach oben bürsten bis hin zur Mitte des Oberschenkels.

Wenn Sie auf einer Seite so weit gekommen sind, beginnen Sie wieder von vorn und wiederholen alles auf der anderen Körperseite.

◆ Dann geht es weiter am Bauch: vom Unterbauch kleine Striche nach oben in Richtung Herz bürsten.

◆ Wenn Ihr Kind es mag, können Sie auch noch die »Sonne« auf den Bauch bürsten: rechts herum um den Nabel kreisen.

Jetzt legen Sie Ihr Baby auf den Bauch.

◆ Zunächst vom Nacken hinunter zum Po bürsten.

◆ Rücken und Gesäß mit kreisenden Bewegungen bearbeiten.

◆ Zu guter Letzt vom Po zum Nacken hinaufbürsten.

Zum Abschluss streichen Sie den gesamten Körper mit Ihren Handflächen aus (Vorder- und Rückseite), wie Sie es bei der Babymassage gelernt haben.

Das Liegen auf dem Bauch

Die wenigsten Babys liegen gerne auf dem Bauch, das Köpfchen ist einfach noch zu schwer. Doch ab und zu sollten die Nackenmuskeln trainiert werden. Daher ist es wichtig, speziell auch für das spätere Krabbeln, das Kind öfter auf den Bauch zu legen, denn nur so lernt es den Kopf zu heben.

Ab dem zweiten bis dritten Monat sollten täglich ein paar Minuten »Training« ausreichen. Fangen Sie nicht zu früh an, Ihr Kind sollte nicht überfordert werden.

Das Schlafen auf dem Bauch sollte möglichst vermieden werden. Es ist statistisch bewiesen, dass der plötzliche Kindstod in Zusammenhang mit der Bauchlage steht. Lassen Sie Ihr Kind in Rücken- und in Seitenlage schlafen.

Setzen Sie sich und Ihr Baby aber nicht unter Druck. Wenn Ihr Kind nicht mag, hören Sie einfach auf zu üben. Probieren Sie also die folgenden Anregungen aus und finden Sie heraus, woran Ihr Baby am meisten Spaß hat.

◆ Lassen Sie Ihr Baby so oft wie möglich nackt auf dem Bauch liegen. So hat es mehr Bewegungsfreiheit. Jetzt können Sie mit dem »Wasserrad« den Rücken massieren (siehe Seite 43). Durch den sanften Druck von oben nach unten hebt schon Ihr Neugeborenes das Köpfchen kurz an.

◆ Legen Sie Ihr Baby bäuchlings auf den Wickeltisch mit dem Gesicht zu Ihnen. Hocken Sie sich nun so hin, dass Sie Ihrem Baby in die Augen sehen. Zeigen Sie ihm ein Spielzeug (z. B. einen Holzring mit einem Glöckchen dran) und bewegen Sie dieses so hin und her, dass Ihr Kind den Kopf heben muss, um dem Geräusch zu folgen.

In dieser Position können Sie auch einfach ein bißchen Spaß machen: Strecken Sie Ihrem Baby die Zunge raus, rümpfen Sie die Nase oder kneifen Sie die Augen zu und reißen Sie sie weit auf. Bei diesem Kasperletheater wird Ihr Kind gar nicht merken, dass es sich anstrengt, um den Kopf zu heben.

Bei Unklarheiten und Auffälligkeiten ziehen Sie immer Ihren Kinderarzt zurate

◆ Sie können Ihrem Baby als Stütze zum Beispiel ein zusammen-
gerolltes Handtuch unter die Brust legen, seine Arme sind dabei nach vorne gestreckt. Ihrem Kind fällt es dann leichter, den
Kopf zu heben.

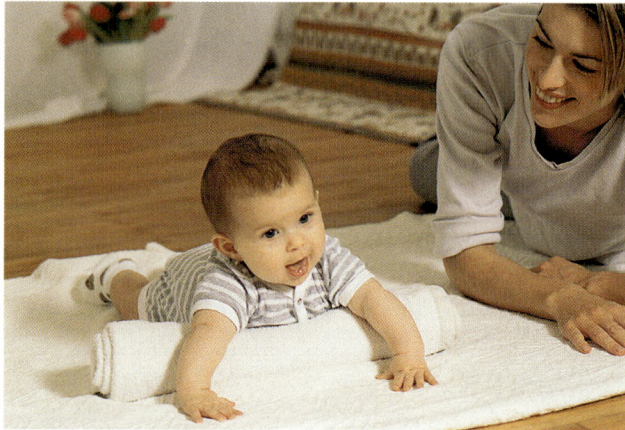

◆ Stellen Sie einen Spiegel so hin, dass Ihr Kind sich bäuchlings
selbst im Spiegel betrachten kann. Sie können den Spiegel auch
auf den Boden legen und Ihr Baby auf den Spiegel, es wird sei-
nem Spiegelbild viel zu erzählen haben.

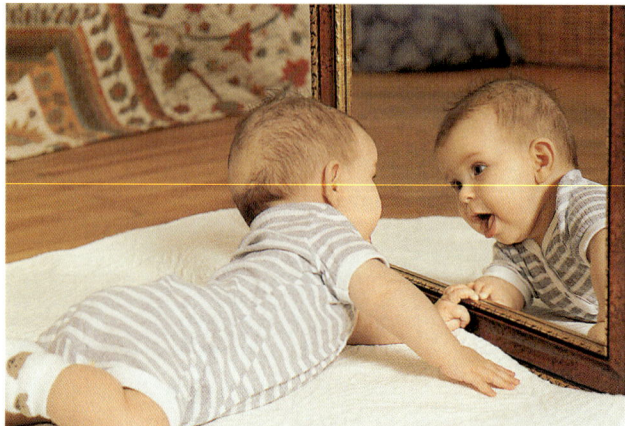

◆ Legen Sie sich mit dem Rücken auf den Boden, Ihr Kopf ruht auf einem Kissen. Legen Sie Ihr Kind bäuchlings auf Ihren Oberkörper, sodass es Sie anschauen kann. Jetzt wird Ihr Baby das Köpfchen heben, um mit Ihnen »Zwiesprache« zu halten.

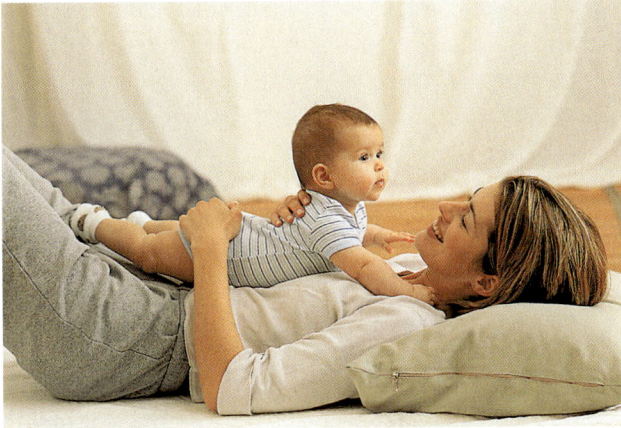

◆ Bleiben Sie auf dem Rücken liegen, ziehen Sie die Knie zur Brust. Legen Sie Ihr Kind nun bäuchlings auf Ihre Unterschenkel und bewegen Sie diese leicht auf und ab. Ihr Baby wird sicher Spaß an der leicht schaukelnden Bewegung haben und ab und zu das Köpfchen heben.

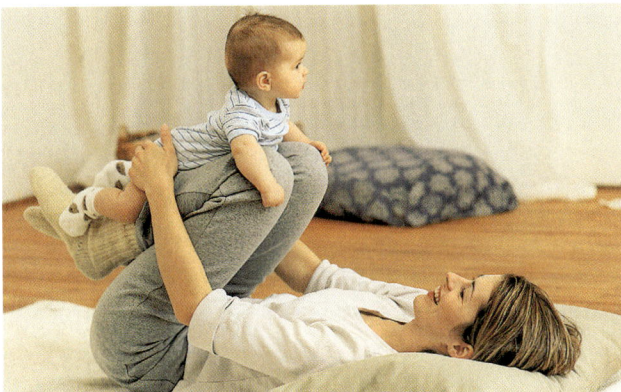

◆ Legen Sie Ihr Kind bäuchlings auf einen Wasserball oder Gymnastikball (für die ganz kleinen Säuglinge reicht ein Wasserball vollkommen aus).

Knien Sie sich davor oder seitlich daneben und umfassen Sie den Brustkorb Ihres Babys. Bewegen Sie Ihr Kind vorsichtig auf dem Ball vor und zurück. Beim Balancieren auf dem Ball halten fast alle Babys ihren Kopf in die Höhe, weil die neue Perspektive so interessant ist.

Ein Handtuch zwischen Haut und Ball verhindert, dass Ihr Kind an dem Ball »klebt«.

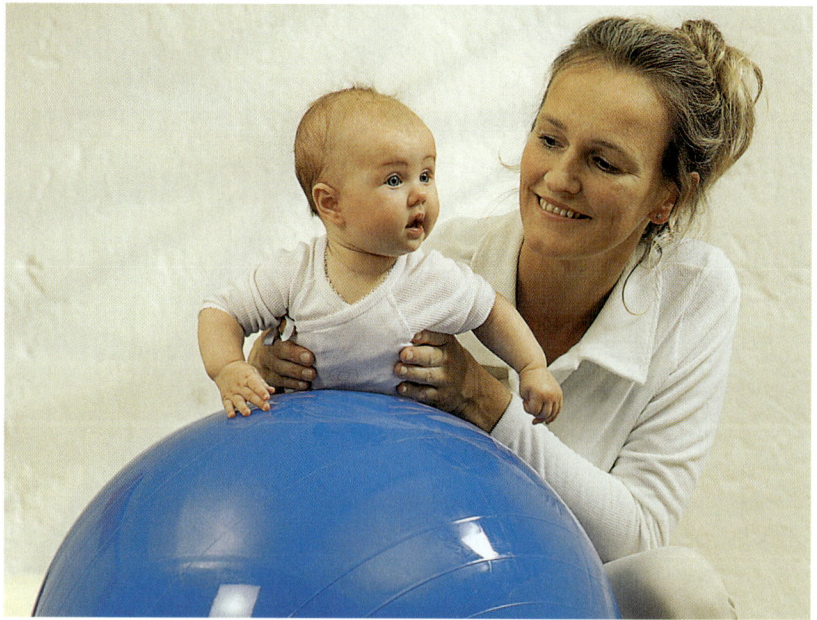

Wenn Ihr Baby mit vier Monaten den Kopf in der Bauchlage nicht mindestens eine Minute halten kann, sollten Sie Ihren Kinderarzt um Rat bitten. Aber da es im ersten Lebensjahr Ihres Kindes sechs Vorsorgeuntersuchungen gibt, um festzustellen, ob es sich gut entwickelt, wird Ihr Kinderarzt Sie bestimmt auf Auffälligkeiten hinweisen. Halten Sie diese Termine unbedingt ein!

Hilfe – mein Kind hat Schreiattacken

Wenn Ihr Baby viel schreit, versuchen Sie erst einmal alle »Störfaktoren« (volle Windel, unruhige Umgebung, Kälte, Wärme, Hunger) auszuschalten und widmen Sie sich dann ganz Ihrem Säugling.

◆ Legen Sie Ihr Kind ins Tragetuch (siehe Seite 80)

◆ und wenn es so zufrieden ist, genießen Sie diese kuschelige Zeit.

◆ Setzen Sie sich mit Ihrem Kind auf einen Gymnastikball, hören Sie leise ruhige Musik und wippen Sie ganz leicht auf und ab. Diese Bewegungen beruhigen Ihren Säugling.

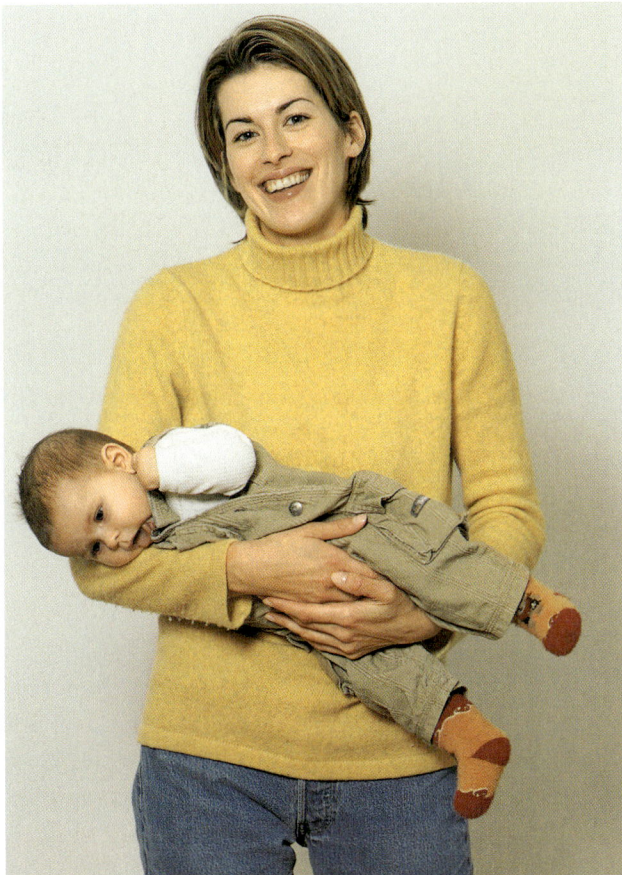

◆ Wenn Sie es schaffen, versuchen Sie, Ihr Baby regelmäßig zu massieren. Diese Zeit, die Sie beide ganz für sich haben, wird Ihnen Kraft geben für den Rest des Tages.

Wenn Sie Ihr Kind in den ersten Wochen und Monaten viel schreien lassen, verliert es sein Vertrauen in Sie und in die Umwelt. Wenn aber jetzt immer jemand für das Baby da ist, wenn es Hilfe braucht, wird es später selbstbewusster und glücklicher das Leben meistern können.

Wenn Ihr Baby oft schreit und viel getragen werden muss, holen Sie sich so oft wie möglich Unterstützung. Ihr Kind braucht viel Nähe. Väter, Großeltern, Freundinnen – lassen Sie sich helfen und versuchen Sie währenddessen wieder Ruhe und Gelassenheit aufzutanken.

Anhang

Buchtipps

Nasma Scheibler-Shrestha
Ruth Lehmann
Babymassage
Die Sprache der sanften Berührung in der Newar-Tradition
dtv

Waturu Ohashi
Mary Hoover
Die sanfte Babymassage
Liebevolle Berührung durch zarten Fingerdruck (Shiatsu)
Scherz Verlag, München

Frédérick Leboyer
Sanfte Hände
Die traditionelle Kunst der indischen Babymassage
Kösel Verlag, Kempten

Vimala Schneider
Babymassage
Kösel Verlag

Sabine Seyffert
Viele kleine Streichelhände
Kinder massieren Kinder
Menschenkinder Verlag

Adressen, die weiterhelfen

Didymos Erika Hoffmann GmbH (Tragetücher)
Alleenstraße 8, 71638 Ludwigsburg
Tel.: 0 71 47 / 92 10 24

Dorothee Partner,
Heilpraktikerin, Geburtshelferin und Ausbilderin für Baby-
massage-Kursleiterinnen
Uferstr. 73, 45699 Herten

Lotties Versand (Tragetücher)
Postfach 40, 93354 Biburg
Tel.: 0 94 44 / 9 78 00

Sprechstunde Schreibabys
Kinderzentrum München
Heiglhofstr. 63
81377 München
Tel.: 0 89 / 7 10 09-3 30

Für Frank, Anne und Henning.

Danken möchte ich Dorothee Partner,
die mir ihr Wissen liebevoll vermittelt hat.

Register

A

Adressen 92
Anistee 75
Appetitlosigkeit 82
Arm- und Handmassage 34 ff.
Arnika 20
Atmosphäre 8
Atmung 18, 20, 62

B

Babymassage-Kurs 92
Badeeimer »Tummy-Tub« 74 f.
Bauchlage 42, 85, 88
Bein- und Fußmassage 26 ff.
Bewegungsübungen 61
Blähungen 6, 18, 22, 42, 70,
    73, 82
Brust- und Bauchmassage 18 ff.
Bürstenmassage 83 f.

C

Calendulaöl 20

D

Dickdarm 21 f., 75 f.
Dreimonatskoliken 73
Durchblutung 6, 18, 26, 34,
    49, 83

E

Energie 11, 27, 29 f., 35, 37 f.
Erkältungskrankheiten 49, 52,
    83

F

Fencheltee 75
Fenchel-Kümmel-Anis-Tee 75
Frédérick Leboyer 7, 9, 91
Fußreflexzonenmassage 13,
    26, 73, 75, 77

G

Gelenke lockern 26, 31, 34
Gelenke stärken 28, 36
Geschwister 9, 83

H

Hände aufwärmen 17

J

Jojobaöl 9

K

Kopf- und Gesichtsmassage
    49 ff.
Kümmelsalbe 75
Kümmeltee 75

L

Lieder und Spiele 67 ff.

M

Massageöl 8

N
Nase, verstopfte 78 f.
Neurodermitis 9, 13

R
Regelmäßigkeit 21, 83
Rituale 14, 67
Rückenmassage 42 ff.

S
Schlafstörungen 6
Schnupfen 52, 78 f.
Schreiattacken 89
Schreien bei der Massage 13 ff.

T
Tragen 73, 80 f.
Tragesack 80 f.
Tragetuch 75, 80 f., 89

V
Väter 9, 90
Verdauung 6, 18, 21 ff,. 26, 61,
    73, 75, 77
Verspannung 26, 34, 42, 61

W
Wärme 82, 89

Z
Zahnen 54, 77 f.

ISBN: 978-3-8094-2475-8

Projektleitung dieser Ausgabe: Dr. Iris Hahner
Umschlaggestaltung: Atelier Versen, Bad Aibling
Satz: Buch-Werkstatt GmbH, Bad Aibling
Herstellung: Sonja Storz

Die Ratschläge und Informationen in diesem Buch sind
von der Autorin und dem Verlag sorgfältig erwogen und
geprüft. Dennoch kann eine Garantie nicht übernom-
men werden. Eine Haftung der Autorin bzw. des Verlags
und seiner Beauftragen für Personen-, Sach- und Ver-
mögensschäden ist ausgeschlossen.

FSC
Mix
Produktgruppe aus vorbildlich
bewirtschafteten Wäldern,
kontrollierten Herkünften und
Recyclingholz oder -fasern
Zert.-Nr. SGS-COC-004278
www.fsc.org
© 1996 Forest Stewardship Council

Verlagsgruppe Random House FSC-DEU-0100
Das für dieses Buch verwendete FSC-zertifizierte
Papier *Profimatt* wird von der IGEPA geliefert.

Druck und Bindung: Těšínská tiskárna, a.s., Český Těšín
Printed in the Czech Republic

114880104X817 2635 4453 6271